含章·健康中国系列

儿科医生说：爸妈这样做 孩子少生病

《健康时报》编辑部 ◎ 主编

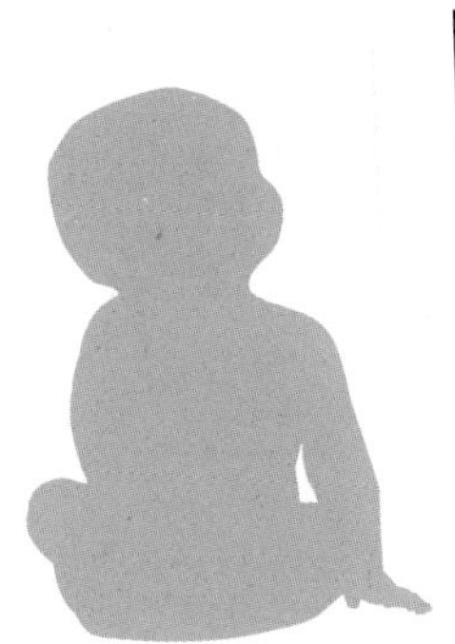

江苏凤凰科学技术出版社·南京

图书在版编目（CIP）数据

儿科医生说：爸妈这样做孩子少生病 /《健康时报》编辑部主编. —南京：江苏凤凰科学技术出版社, 2015.11（2022.5重印）

（含章·健康中国系列）

ISBN 978-7-5537-5223-5

Ⅰ.①儿… Ⅱ.①健… Ⅲ.①小儿疾病–防治 Ⅳ.①R72

中国版本图书馆CIP数据核字(2015)第186926号

含章·健康中国系列

儿科医生说：爸妈这样做孩子少生病

主　　编　《健康时报》编辑部
责任编辑　汤景清　　祝　萍
责任校对　仲　敏
责任监制　方　晨

出版发行　江苏凤凰科学技术出版社
出版社地址　南京市湖南路1号A楼，邮编：210009
出版社网址　http://www.pspress.cn
印　　刷　天津丰富彩艺印刷有限公司

开　　本　718mm×1 000mm　1/16
印　　张　11.5
字　　数　180 000
版　　次　2015年11月第1版
印　　次　2022年5月第3次印刷

标准书号　ISBN 978-7-5537-5223-5
定　　价　36.00元

序

有健康相伴，才能走得更远！

从祈福到感悟再到守望，从观察到发现再到思考。我们试图用最质朴的探究，用最平实的语言，编写带着我们体温的书刊。

时光流转，一次次时光轮回的自省，一点点尝试求证中的自悟，我们在一年年风雨兼程中犹如雨后春笋般地成长。

盘点与回望，是为了更快、更好地成长，也是为了使前行的步履更矫健！

一年一度的“健康中国”年度盘点，旨在为我国医药卫生健康产业助力，并基于媒体立场、社会责任、健康促进等原则，全面梳理医药卫生领域、健康领域和公益领域的大事、要事、精彩事；也是为了见证和感悟“健康中国”。专家们的文稿、讲座、访谈，无不是他们成果和心血的见证，都值得我们重温和学习。

因此，我们满怀感动和敬畏，从历年的报纸中精选出优质文章，从庞大的专家库中优中选优。本套丛书由此诞生。

本套丛书有两大的特点，一是专家阵容非常强大——有上百位专家，且大多数是像洪昭光、向红丁、胡大一、马冠生等一线的健康专家；二是内容覆盖广，实用性强。

从日常饮食到运动健身，从中医保健到心理健康，从婴儿的喂养到老年人的看护……我们始终坚持“以品质聚揽读者，用服务创造价值”的理念，秉持“锐”的视角，保持“柔”的状态，始终探寻与您最合拍的内容。这是一套不可多得的养生丛书，是老百姓居家养生必读的健康读物。

需要提醒的是，本套丛书中有部分文章、访谈等源自历年的《健康时报》，编辑部在收集整理文稿的过程中，进行了一些小小的修改和调整，与《健康时报》上的文章略有差异。书中不妥之处还望各位读者不吝指正，以便在再版时一并改正。

我们满怀喜悦和感动，以守望的责任，领跑的姿态，与所有期盼健康的人携手同行，传递生机蓬勃的能量！与这个美丽的时代一道：领跑健康中国！

《健康时报》编辑部

第一章 01
未雨绸缪，好父母胜过好医生

第二章 02
一失足成千古恨，这些错误父母犯不得

第三章 医生自述，教你怎样养宝宝

03

第四章 生病早知道，千万别耽误了宝宝

04

第五章 常见病攻略，宝宝生病Hold住

05

第六章 06
季节变化最易生病，宝宝四季护理要点

第七章 07
孩子的心你要懂，衣食父母远不够

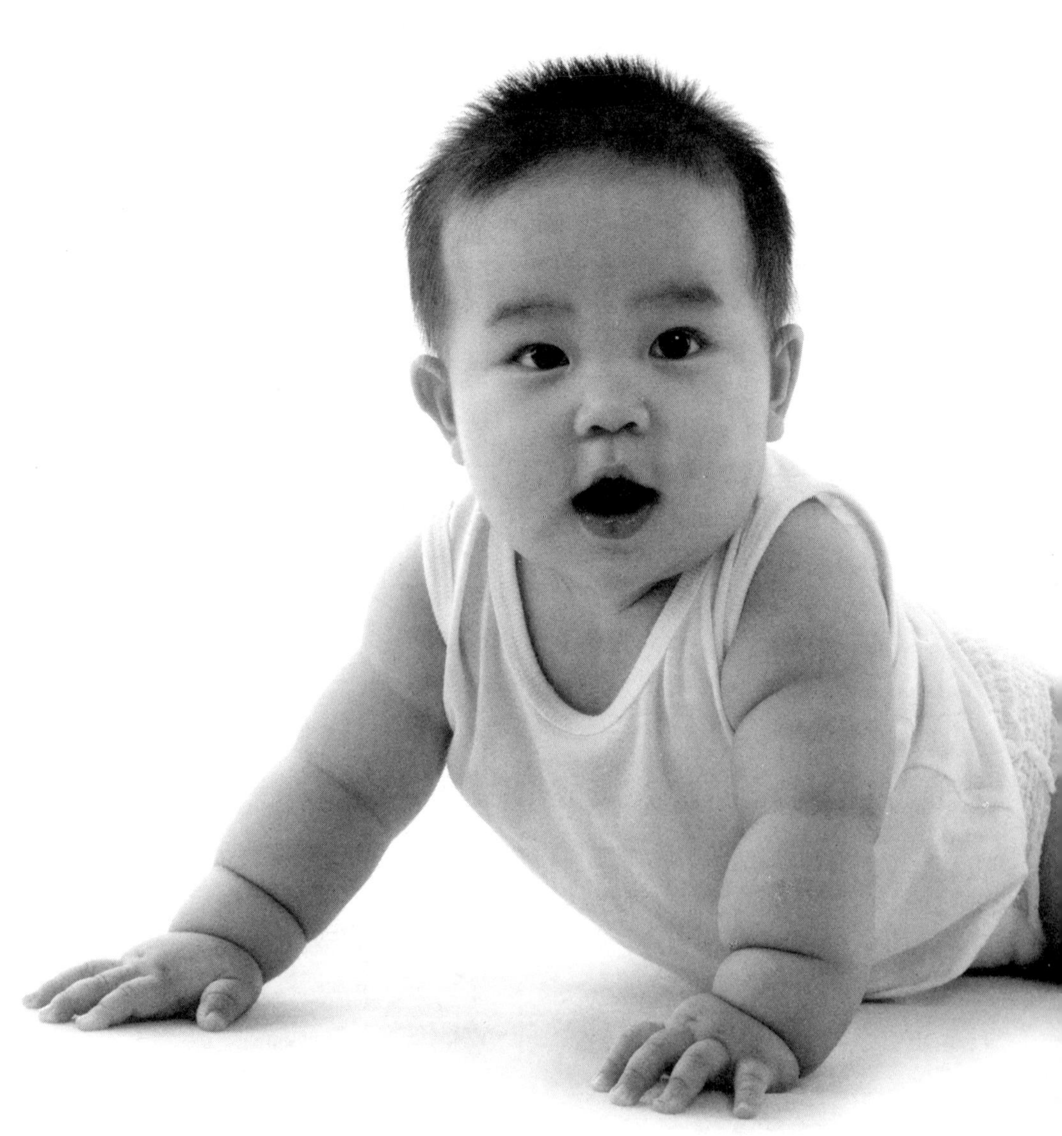

01

第一章

未雨绸缪，好父母胜过好医生

没有不爱宝宝的父母，可是，宝宝的健康成长，绝不是一件容易的事！没有育儿经验的父母，往往因为自己无知让宝宝承担痛苦，父母揪心，甚至比宝宝更痛。

俗话说“三分病，七分养，十分防”，如果能早点知道养育宝宝应该注意的问题，无论是宝宝还是大人都可以少遭罪。现在，就让儿科专家和您一起探讨如何更好地照顾宝宝，帮助您做宝宝最贴心的医生吧！

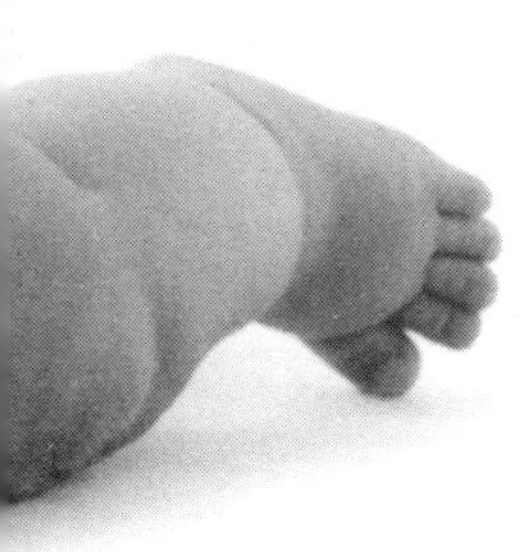

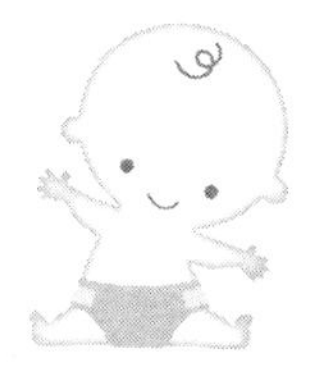

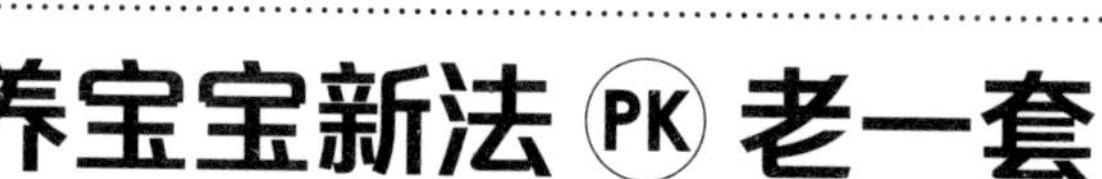

养宝宝新法 PK 老一套

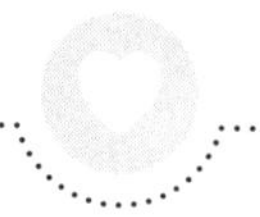

有时让初为人母的妈妈烦恼的不是宝宝，而是帮忙照顾或热心提供育儿主意的长辈。当长辈的意见与新手妈妈的看法相左时，到底孰是孰非呢？

周忠蜀
中日友好医院儿科主任、主任医师

睡觉

摇啊摇 PK 拍呀拍

很多宝宝刚出生，常常白天不怎么爱睡，晚上要折腾到11点才睡。有些年轻妈妈就抱起宝宝摇啊摇，宝宝就睡了。婴儿摇篮不就是这个道理嘛。但是年长有经验的长辈们却不这么认为：抱抱摇摇，宝宝以后就放不下了，得拍着哄着让他睡着。

其实，宝宝哭闹有很多原因，尿了？饿了？困了？还是要妈妈抱了？不管什么原因，妈妈的怀抱都是让哭闹宝宝安静下来的港湾，不要怕妈妈把宝宝抱“坏”，相反，妈妈就是要多抱宝宝，这是建立母子感情、让宝宝有安全感的重要方法，会让宝宝受益一生。

但要注意，抱着的婴儿不能使劲晃。因为宝宝的大脑漂浮在颅腔的液垫上，猛烈摇晃会对其大脑造成损伤。

哄宝宝入睡，最好别拍，以免宝宝刚入睡又被拍醒。宝宝的睡眠规律需要慢慢训练和培养，比如宝宝即将入睡时周围的环境别嘈杂，光线别太亮。

妈妈可以试着晚上9点就和宝宝一起躺在床上，陪他玩，然后跟他一起入睡。刚开始宝宝可能不适应，翻来覆去睡不着，“反抗”十多分钟后他就慢慢安静了，眼睛也就眯起来了。这样一个星期后，多数宝宝到晚上9点左右就能睡着了。

保暖

蜡烛包 PK 小肚兜

在宝宝出生后，一些婆婆就找来早就备好的小毯子和红绳子，要给宝宝打“蜡烛包”：一块方方正正的小毯子摊开铺在宝宝身下，再给宝宝捋直双腿并在一起，紧紧裹住，用长长的绳子绑好。她们认为，这样宝宝睡得踏实，不容易受惊吓。“蜡烛包”还可预防小儿罗圈腿。

其实，这样的“蜡烛包”对宝宝是一种束缚，限制了他胸部的活动，不仅影响肺的发育，也影响呼吸。由于宝宝的四肢活动受限，更不利于其四肢骨骼、肌肉的发育。并且罗圈腿的形成与小儿佝偻病有关，并非靠打“蜡烛包”就可预防。

宝宝最怕捂了，容易捂出病。如果正值炎热的六七月份，一定要给宝宝换上薄薄的衣服。

凹乳

自己挤 PK 专业治

有些宝宝出生后，乳头为凹陷状态，老一辈人就会很着急，每天给宝宝挤乳头，她们觉得如果乳头不挤出来，宝宝长大后逢阴天下雨就会疼，并且乳头会下陷。

专家认为，一般情况下，婴幼儿的乳头凹陷不用纠正，要看其以后的生长发育情况。更不要给宝宝挤压乳头，避免引起局部感染。大部分宝宝在青春期发育后乳头正常，如果乳头有问题，也应由医生确诊后给予专业的指导。

专家建议

来自于不同的家庭背景和教育环境，晚辈跟长辈之间的代沟在所难免，而消弥代沟的不二法门，就是平时多沟通。新手妈妈可以搜集一些科学知识，让长辈更新上一代遗留的错误观念；同样，新手妈妈也应从长辈的经验中，获得有用的育儿信息，这样岂不一举两得！

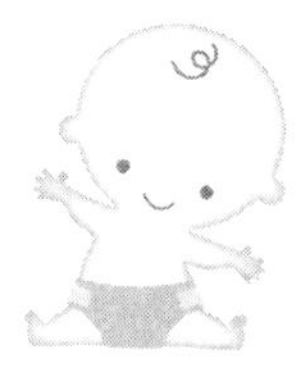

抓住宝宝敏感期

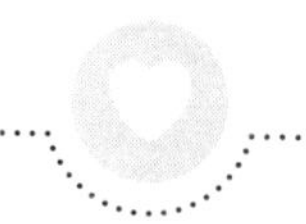

就像小花小草一样，宝宝的成长也有一定的规律。在宝宝的成长过程中，某段时间会处于特定的敏感期。宝宝的内心会有一股无法遏止的动力，产生尝试或学习的狂热，家长在这段期间里应该抓住机会，帮助宝宝快速成长。

林　怡
知名早教专家、育儿专家

味觉敏感期：宝宝辅食要丰富

出生后6个月到1岁以前，是宝宝的味觉敏感期。宝宝挑食是很多家长头疼不已的事情。然而没有宝宝是天生挑食的，多半是由家长添加辅食不当造成的。

平时喂食时，宝宝会把不爱吃的东西用舌头顶出来，家长为了宝宝能吃得更多，会换一种食物，下次也就不会做宝宝不爱吃的饭菜。这就是挑食的源头。

6个月起，家长添加辅食时要让宝宝尝试各种食物，这样能刺激宝宝舌头上的味蕾，使之适应各种味道，从而逐渐接受不同的食物。如果添加的辅食过于单一，宝宝长大后对陌生的味道就会排斥，进而挑食。最初宝宝对于味道没有认知，吐出食物是在试探其是否安全，家长可以间歇性地尝试给予各种食物，而不是就此放弃。

语言敏感期：家长说话做榜样

从出生到6岁，宝宝都处于语言敏感期，能吸收各种语言信息。宝宝会注视家长说话的嘴形，听到发音后，开始牙牙学语。起初的咿呀是无意义的，慢慢地懂得语言对应的实际含义，能说出一些字词，逐渐独立成句，在多次尝试与人交流后，逐步有了齐备的语言能力。

一些工作忙碌的父母，会让宝宝看电视、玩iPad或者使用一些早教机，认为这样宝宝可以从中学到知识。然而相对于现实生活中丰富的语言环境，这些电子产品只是一种单项的语言输出，长期沉迷于此，宝宝有可能会出现“假性自闭”，害怕与外界接+触，或者因缺乏交往技巧，难以融入小伙伴的圈子。

在此阶段，家长的引导很重要。婴儿时

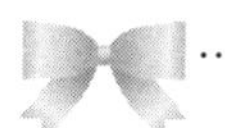

期，父母与宝宝相处时，应该多用语言描述正在进行的事情及自己的心情，讲给他听，这样会刺激宝宝对语言的认知，加快学习速度。等宝宝学会表达后，则鼓励他多接触外界，比如和幼儿园的小朋友、老师交流。把宝宝置身在真实的社交环境中，才能开发出灵活的语言运用能力。

细微事物敏感期：游戏制造小变化

7~8个月起，宝宝开始注意周围的微小事物。一根头发或一张小纸片都会让他玩耍老半天。有的家长会赶紧从宝宝手中夺走，担心被误吞造成危险。其实利用宝宝对细微事物的敏感，父母可以开发一些互动的游戏，这是培养宝宝观察力的好时机。

在家中，让宝宝闭上眼睛，母亲戴上帽子或围巾，宝宝睁眼后鼓励他找出妈妈的变化。或将白纸剪成相同形状，画上多个不同颜色的小点，让宝宝“来找茬”。在户外时则可就地取材，找一些树叶或石子，让宝宝“找不同”。从这种探索过程中，宝宝可以获得很强的成就感，还挖掘了他的观察潜能。

宝宝4岁半左右会进入儿童婚姻敏感期。这段时间，宝宝对怀孕阿姨的肚子特感兴趣，或经常说起要和谁结婚。家长面对这些问题，不要觉得尴尬或者进行打压，应该顺着宝宝的话往下说，比如当宝宝要求和爸爸结婚时，可以说：“爸爸已经和妈妈结婚了，等宝宝长大了要和自己喜欢的人在一起。”婴幼儿各个敏感时期，是父母育儿的好时机，要留心观察和认真对待。

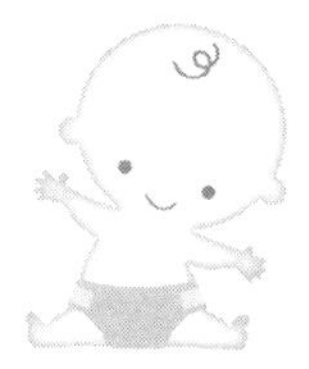

宝宝三个小小青春期

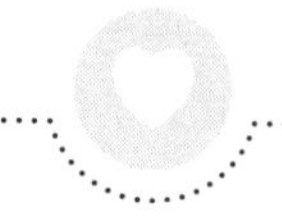

谁说只有十三四岁的孩子才有青春叛逆期？还不会说话的宝宝，父母就能感觉到他手势眼神所传达的叛逆苗头了，再大一点，就开始处处跟父母作对。这是宝宝生长发育中的正常现象，家长应该巧妙应对。

苗 辉
高级育婴师
李 苒
国家二级心理咨询师

1岁半~2岁：宝宝爱说“不”

1岁半以前宝宝还算温顺，可到了1岁半，宝宝就像变了一个人似的，特别不听大人的话，易怒，动不动就哭，让人措手不及。让他不要跑，他偏不听；让他多吃点菜，他就跟没听见似的，经常听见他说的话就是“不”！

叛逆原因：宝宝体格快速发展，自我意识极度膨胀，可他毕竟还有很多事情无法做，于是就开始爱发脾气。宝宝更喜欢与小伙伴玩耍，而与妈妈的交往欲望明显下降。他们不断地去尝试做新的事情，但家长害怕宝宝受伤都会加以阻拦，导致宝宝的反抗情绪与日俱增。

大道理：在宝宝开始喜欢跟父母说“不”的时候，就是他们建立自我和自尊的第一步。父母不要轻易干涉，要以平等的姿态征询宝宝的意见，给他选择的余地，这样会让他觉得受尊重。倔强的宝宝，父母越压制，他的反抗可能就越强烈。

小办法：转移焦点。转移注意力对在这个年纪爱脾气的宝宝是个很好的办法。当他正发脾气时，可以选择一件他力所能及的事情让他去做，比如“把那个小瓶子帮妈妈拿过来”，如果他能完成，那就“狠狠地”表扬他。

二选其一。给宝宝提供两个选择，不给他说“不”的机会，比如他一直不喜欢洗澡，那就告诉他：“要么边洗澡边玩玩具，要么马上上床睡觉。”

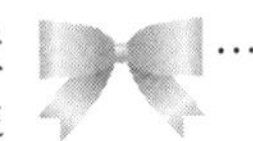

3~3岁半：宝宝唱反调

3~3岁半，宝宝的自我意识得到进一下发展，宝宝反抗父母的叛逆行为更加多了。他会顶嘴，有时候还会说反话，大人越阻止，宝宝越不听。特别上了一段时间的幼儿园后，比刚入学的宝宝更熟悉幼儿园的环境和老师，更期望成为“大哥哥”“大姐姐”，小小的胸怀中总是涌动着强烈的自我情绪。

叛逆原因：此时宝宝的任性和逆反更多的是后天教育不当造成的。幼年时期被过度地关爱，很容易造成宝宝任性。随着年龄的增长，他们的自我意识慢慢觉醒，自主独立的意识也越来越强烈。其实叛逆并非坏事，而是自我意识独立、自我主导、自我开窍的可喜表现。这是宝宝成长的必经阶段。

大道理：对待处在学前逆反期的宝宝不能采取硬碰硬的方式，父母过分激烈的反应会给他一个错误的感觉，即当他说“不”的时候，他能得到父母更多的关注。父母需要一些策略。如将任务变成游戏，让宝宝自觉自愿地接受任务，把任务变成他的一种期待。

小办法：幽他一默。用与平时不同的语言会带给宝宝新鲜感，让他乐于接受。比如想让他赶紧睡觉，但他还在床上大扮海盗，你可以问他：“动画片演到第几集了，可以结束了么？”他会开心地告诉你：“马上！”

抓大放小。每天尽量只给宝宝纠正一个主要错误。要知道生活中处处都是教育宝宝的时机，别把鸡毛蒜皮的事情都一股脑地摊出来。比如宝宝在小水坑踩水，比如宝宝吃饭时喜欢跪在椅子上，那就让他随意吧，比起能痛痛快快地吃饭，这个太不重要了。

7~8岁：孩子会撒谎

“七八岁的孩子，最爱招猫递狗。”

这时小朋友讲话就像个大人，常常语出惊人，有时候还会撒谎骗人。学习脏话特别快，如果训斥他的话，他还会低着头嘴里嘀嘀咕咕，完全不把家长放在眼里。放学后爱在外面和同学们玩到很晚，若家长不让，他也会偷偷地跑出去玩。

叛逆原因：7~8岁的时候，小朋友进入小学阶段，也就是前青春发育期，父母对儿童的控制力量发生变化。以前在幼儿园是以游戏为主，进入小学以后，以学习、遵守规矩为主。学校里有整齐的课桌、严格的纪律，师生之间是指导与被指导的关系，同学之间要竞争，一切都变了。很多小朋友刚入小学会很兴奋，会跟高年级的同学学习以前没有接触的一些新鲜的话语，当然也包括脏话。

大道理：幼小衔接是个大工程，不光孩子，可能很多家长都会特别焦虑，这种情绪常会在言谈举止中流露出来，传染给孩子。所以，家长首先得控制好自己的情绪，细心观察孩子的一举一动，不要轻易下结论。

小办法：巧讲道理。孩子说脏话要及时制止，避免孩子越说越上瘾。可以通过一些有趣的小故事、小游戏帮助孩子理解为什么不能说脏话。

记日记。当你特想了解孩子的学校生活他又不告诉你时，可以用“写日记”的方式：让孩子讲你来记。记得不要有任何的评价与指点，这样孩子才能持续对你敞开心扉。

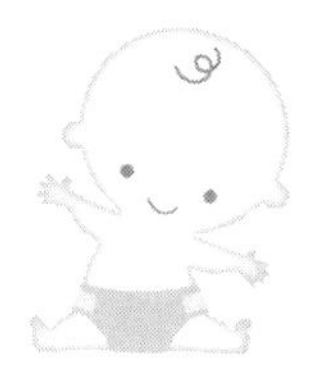

给宝宝量量三围

宝宝也有“三围”标准，当然这跟大人的胸围、腰围和臀围不一样，宝宝的三围是指头围、胸围和腹围。这是判断宝宝健康成长的标志。

钟建民
江西省儿童医院神经内科主任医师

头围：年龄越小，发育越快

头围大小与脑发育有关。胎儿的脑发育较身体其他部分领先，故宝宝出生时头相对较大。头围可反映脑和颅骨的发育程度，头围过小可能是大脑发育不全及头小畸形，而头围过大则要警惕脑积水。

量法：用一条软尺，前面经过眉间，后面经过枕骨粗隆最高处（后脑勺最凸出的一点）绕头一周所得的数据即是头围大小。量时软尺应紧贴皮肤，注意尺不要打折，长发者应先将头发在软尺经过处向上下分开。

标准：头部的发育与体重、身高相似，年龄越小，发育越快。出生时头围约34厘米，前半年增长较快，8~10厘米，后半年约增加3厘米。到1岁时头围一般46厘米，2岁时48厘米，5岁时可达50厘米，15岁时可基本接近成人水平，平均54~58厘米。

胸围：凹陷凸起，及时检查

新生儿的胸部较圆，随着身体的发育，前后径变短成为扁平的胸。有些疾病可引起胸部畸形，如佝偻病可形成鸡胸或漏斗形胸，有些严重的先天性心脏病可使左侧胸骨隆起。婴儿出生后1年内胸围增加11~12厘米。因胸腔内主要是心脏和肺脏，所以胸围的增长和体格发育关系很大。若发现宝宝胸部有明显凹陷或凸起，应尽早去医院检查。

量法：用软尺平乳头绕胸部一周。

标准：出生时胸围比头围小1~2厘米，平均为32.4厘米；1岁后胸围超过头围。肥胖小儿由于胸部皮下脂肪厚，在出生后3~4个月时其胸围可超过头围。

腹围：2岁为界，误差较大

平脐（宝宝以剑突与脐之间的中点）水

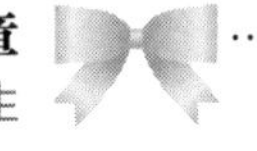

平绕腹一周的长度为腹围。宝宝患有腹部疾病如有腹水、巨结肠时应及时测量。

量法：让宝宝平躺着，将软尺0点固定于剑突与脐连线的中点，经同一水平线绕腹一周再回至0点。如果是儿童，则为平脐绕腹一周，读数记录至小数点后一位数。

标准：2岁前腹围与胸围约相等，2岁后则腹围较小。需要注意的是，腹围测量比较容易有误差，而且影响的因素比较多，与上述两围相比，临床价值要小一些。

还可以多量一项：腹部皮下脂肪厚度，它是衡量儿童营养状况的常用指标。测量方法：在腹部脐旁与乳头线垂直上以拇指和食指相距3厘米处，将皮肤捏起，测量其上沿厚度。正常宝宝多在0.8厘米以上，如果低于0.8厘米则说明有不同程度的营养不良。

专家建议

宝宝的发育是一个长期连续的过程，所有的发育公式及图表都是以“平均”作为标准的，“平均”是一种理想的水平，但宝宝是一个现实的个体，他（她）是以自己的速度发育。只要宝宝的体重、身高等在逐渐增加，尽管可能缺乏规律，但只要宝宝快乐、精神状态良好，就不必担心。

儿童正常发育的里程碑——身高及体重

在出生后的头6个月里，宝宝的发育速度较快；1岁后，宝宝的生长速度渐渐下降。一般可按以下公式粗略估计小儿的身高、体重。

体重

1岁以内：

前半年体重（千克）=出生体重（千克）+月龄×0.7（千克）

后半年体重（千克）=出生体重（千克）+6×0.7（千克）+（月龄-6）×0.5（千克）

2~12岁体重（千克）=年龄×2（千克）+8(千克)

身高

1岁以内：身高（厘米）=（年龄-2）×5（厘米）+85（厘米）

2~12岁：身高（厘米）=年龄×5（厘米）+75（厘米）

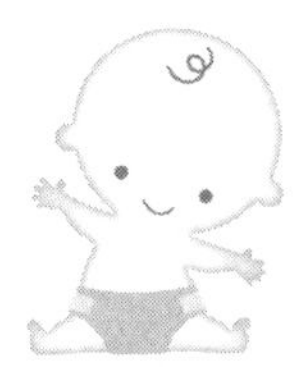

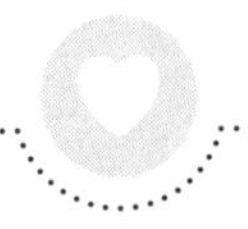

人的成长，离不开奶

母乳、配方奶、鲜奶……人的成长，一辈子离不开奶。什么时候该换什么奶？喝多少奶合适？看似简单的问题愁坏了多少喂养孩子的父母。其实奶孩子有时间表，也有膳食宝塔。

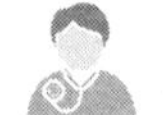

张　峰
北京儿童医院儿童保健中心主任医师
中华医学会儿科分会儿童保健学组成员兼秘书

8个月，多种奶，试着吃

半年全母乳喂养后，给宝宝喂奶的花样就多起来了。除配方奶外，还有酸奶、奶酪和鲜奶。酸奶和奶酪一方面含钙量高，另一方面，口味酸甜，能调和宝宝的胃口。酸奶还能调节宝宝的肠道菌群，对便秘有益。但酸奶的添加不宜过量，每天最好别超过200毫升。奶酪是固体，应在宝宝可以接受固体食物时，切成小块给宝宝吃。

需要注意的是，1岁以内的宝宝，每天奶的摄入量应达到700~800毫升，最低不能少于600毫升，在保证奶量的基础上再来确定添加辅食的量。

无特殊情况，可以等宝宝8个月之后再尝试添加酸奶和奶酪，鲜奶则最好3岁后再喝。

1周岁，奶为辅，饭为主

1岁后，宝宝就从婴儿晋级为幼儿了，饮食也要从以奶为主转变为以饭为主了。主次的搭配一般为三顿饭、两顿奶，奶量保证在400~500毫升，而且，这样的奶量，其实已接近成年人的奶摄入量了，所以说，人要奶一辈子。

至于三顿饭，吃什么、吃多少，不妨参照中国营养学会妇幼分会制作的幼儿平衡膳食宝塔。

膳食宝塔最底端是奶及其制品，其次是谷类，需要100~150克；然后是蔬菜和水果150~200克，再次是鱼肉禽蛋类100克，最顶端是油的摄入量20~25毫升。

膳食宝塔给出的是推荐量，个体不一样，有可能会存在较大的差异，因此，不必每天都照着膳食宝塔中提供的量给宝宝吃，重要的是遵循膳食宝塔各层各类食物的大体比例，做到吃饱吃好、营养全面、品种多样即可。宝宝的咀嚼和吞咽功能尚在发育中，因此，食物的大小以及软硬度方面还应比成人低1~2个档次。

奶量够不够，体重说了算

有些家长总对喂养没有信心，变着花样塞给宝宝吃，就怕宝宝长得慢。宝宝吃得够不够、好不好，体重最能说明问题。

每个儿童保健专家的脑海里，都有一张清晰的评价儿童身高体重标准的表，不同年龄段的宝宝，体重的增长有一个正常范围。这在“给宝宝量量三围”一篇中已经讲过，家长们可以参考对照。

专家建议

正常情况下6月龄以内的宝宝每月做1次体检；6月龄以上至1岁以下的宝宝每2月1次体检；1~3岁幼儿半年体检1次；3~18岁每年体检1次。一旦发现宝宝不增重、不长高，就要咨询专业的医生了。

各种乳制品对比食用参照表

名称	优点	缺点	食用方法
配方奶粉	营养成分最接近母乳，是除了母乳外3岁以内的宝宝最适宜的乳制品。有些配方奶粉去除了牛奶中不利于宝宝吸收利用的成分，有些还弥补了母乳中铁含量过低的不足	价格较贵，个别产品质量不过关。要给妈妈们提个醒，市场上很多奶粉宣称“超越”母乳，过量添加超出母乳中含量或者母乳中没有的成分，要谨慎购买。建议妈妈们优先购买最接近母乳成分的配方奶粉	依照产品外包装上印制的参考数据调配，注意宝宝间有个体差异，要结合自家宝宝的特点作适当调整
牛奶	牛奶属于天然饮品，营养成分更自然。宝宝3岁以后就可以不用再喝配方奶粉，而改喝牛奶了。建议妈妈们为宝宝订制每日送到家的冷藏牛奶。饮用时温热适口即可，高温加热会破坏牛奶中的营养成分	乳糖不耐受的宝宝以及厌恶牛奶中膻气味道的宝宝不适宜饮用	断奶后的宝宝在摄入其他食物的基础上每天可以喝500~600毫升牛奶；学龄前的宝宝在不影响正餐食量的基础上每天可以喝250~750毫升牛奶；长得高、长得快的宝宝，钙需求量非常大，建议多喝牛奶

（续表）

名称	优点	缺点	食用方法
酸奶	酸奶保留了牛奶中原有的营养成分，更易于吸收利用。而且富含有益菌，有保护肠道的作用。酸奶中的多数乳糖被分解，因此乳糖不耐受的宝宝可以喝酸奶	婴儿不宜饮用。酸奶易变质，需冷藏。饮用时不能加热，脾胃虚寒的宝宝一次不宜喝太多。酸奶所含的乳酸对牙齿有一定腐蚀性，建议让宝宝使用吸管喝酸奶，喝完要及时漱口	每天饮用125~250毫升酸奶，最好饭后半小时到一小时饮用
奶酪	奶香浓郁，口味独特。奶酪与酸奶都经过发酵，含有大量的乳酸菌，更易于人体消化和吸收，还可帮助维持人体肠道内正常菌群的稳定，防治便秘和腹泻	奶酪中饱和脂肪含量相对较多，过多食用会增加肥胖的危险性。但也有一些奶酪是以脱脂牛奶制成的，脂肪含量较低	普通奶酪建议每天摄入不多于20克，脱脂奶酪可以稍多一些
奶片	口感好，宝宝爱吃。便于携带，无须冷藏、加热。有一些奶片还添加了促进消化的有益成分	在奶片的加工过程中，因为高温破坏了牛奶原有的多种营养成分；奶片的质地干脆，消化过程需要消耗体内的水分，所以过量食用有脱水的危险；奶片的主要成分是碳水化合物和脂肪，多食易造成肥胖。所以，奶片不能完全替代鲜奶	每日几片即可，多食不宜

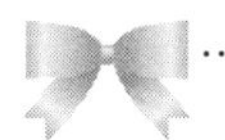

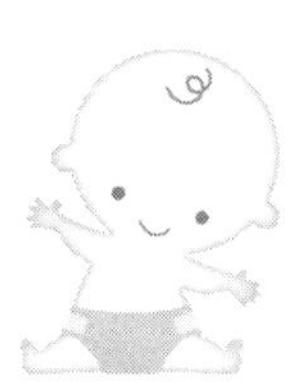

饿下宝宝没坏处

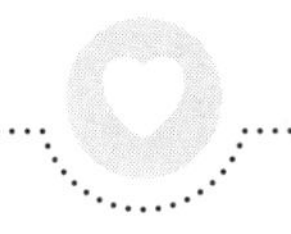

“要想小儿安，三分饥与寒。”这道理大家都懂，可是家长心疼宝宝，根本不忍心让宝宝有一点饿的感觉。所以，门诊中常有家长问我：宝宝不好好吃饭或挑食怎么办？他们总试图让我们开些好的消化药，希望在药物的作用下，宝宝能多吃点饭。而我总会耐心地把我的经验告诉给他们。

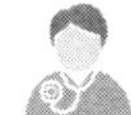

刘海燕
西安交通大学医学院第二附属医院儿科主治医师

宝宝不好好吃饭，那是不饿

同学家孩子4岁了，看上去就像个“豆芽菜”。她说，孩子极不爱吃饭，每到饭点，都是她最“痛苦”的时刻，经常追着喂，或在孩子玩时给她喂几口。她问我，有什么好药能让孩子好好吃饭呢？

我听后哈哈大笑：“其实，最主要的问题是孩子不饿。你饿过她吗？”“从来没有。”同学不好意思地笑了。

如今多数家庭就一个孩子，食物没人抢，零食多，没饥饿感，怎么能好好吃饭呢？包括我自己的孩子，曾经也不好好吃饭。

说来惭愧，我的儿子也很瘦，常有人和我开玩笑：“你还是儿科大夫呢？孩子那么瘦。”

想想孩子的瘦，除了遗传因素，还有个重要原因：4岁前，儿子完全由我父母照顾老人带孩子，娇惯得很，每次都是大人喂。母亲总怕孩子饿着，无论他是否有饥饿感，估摸着孩子饿了，就边哄他玩，边喂他吃，即使孩子表示饱了，还要追着哄着喂几口。久而久之，儿子养成了毛病，每次看着电视才吃饭，而且吃得不多。更糟糕的是，他很少吃菜。

自己不说饿，坚决不给吃

有段时间，儿子感冒次数很多，这才引起我的重视，这样下去可不行。孩子打吊针时，我和父母谈了我的想法，他们同意了我的建议，决定饿下他：自己不说饿，坚决不给吃。

第一天试行我的计划，那是个下午，儿子在屋里玩，问他吃不吃饭，他摇头。于是我们就不给他喂。到晚上6点，母亲忍不住了，想给孩子喂，我和父亲都一致反对，母亲急得团团转，嘴里嘟囔着。后来看我和父亲拦着，她只好作罢。

到了晚上7点，孩子忽然对我说："妈妈，我饿了。"我赶紧端出早就做好的饭。他看来真是饿了，拿过勺子，大口大口吃起来，也不让人喂了。我赶紧叫出父母，他们很惊喜。在全家共同努力下，孩子开始好好吃饭，生病也少了。

专家建议

其实，我们的做法很简单：孩子不说饿就不喂，更不追着喂，孩子饱了马上停止喂。还有，要给孩子创造吃饭的氛围，要让孩子坐在餐桌旁和大人一起吃。记得儿子刚上幼儿园，我第一次在窗外看见他大口吃菜时，激动得泪水都快要流下来了。

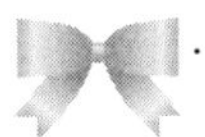

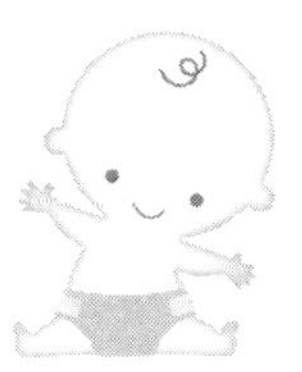

宝宝光光脚，增强抵抗力

宝宝的抵抗力低下，感冒、咳嗽、发热、腹泻，甚至哮喘、中重度营养不良等更为严重的疾病都会成为常见病，并且抵抗力低下的宝宝药物疗效会比一般的宝宝更差，病程会更长。久而久之，难免形成一个恶性循环，那就是宝宝的抵抗力越来越差，疾病复发的频率也越来越高。为了解决这种现象，提高抵抗力是关键。

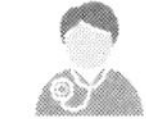

罗　伟
湖南省儿童医院中西医结合科主治医师

提高抵抗力，宝宝光脚玩耍最实用

提高宝宝的抵抗力，我们首推体能锻炼和保健推拿，因为这两种方法既有效又安全，还没有任何副作用，也容易被宝宝所接受；其次是药膳，也就是把具有强身健体、健脾和胃、固表益气等作用的中草药，例如黄芪、山药等与宝宝日常饮食搭配，通过蒸、煮、炖的方式给宝宝服用。除了上述两种方法外，还可以通过纯粹的药物来提高宝宝的免疫力，临床上常用的有中成药黄芪颗粒、槐杞黄颗粒等，西药有丙种球蛋白、细菌溶解产物、脾氨肽等。不得不说，既然是药物，就难免有副作用，特别是球蛋白等血液制品更要注意。而我们所推崇的体能锻炼和保健推拿又或多或少会受到地域、气候、时间等诸多因素的制约，很难让它常规化。

在这里我向广大家长朋友们介绍一种方法，既简单又实用，就算足不出户也能够对宝宝的抵抗力有很大的帮助，那就是经常让宝宝光着脚玩耍。宝宝多半都很喜欢光着脚玩耍，这样无拘无束往往玩得更加尽兴。

宝宝光脚提高抵抗力的五大好处：

第一，宝宝经常光着脚玩耍，能够使脚底部肌肉群受到摩擦，对肌肉发育有着良性刺激作用。

第二，有利于促进自主神经和内分泌的调节功能，提高大脑思维的灵敏度和记忆力，增强机体对外界变化的适应能力，预防神经系统和心脑血管病。

第三，从中医角度来看，脚上汇集着6条经脉共60多个穴位，并有许多与内脏器官连接的穴位和神经反射区，宝宝光脚活动的时候，会直接刺激这些穴位和反射区，进而提高相应的内脏器官功能。

第四，宝宝光脚活动，有利于改善足部血液循环，增强宝宝食欲，提高抵抗力和耐寒能力，同时也会刺激末梢神经兴奋，促进智力发育。

第五，有利于预防宝宝脚部疾病。宝宝生性活泼好动，特别是在炎热的夏季，足部出汗过多会导致鞋内又潮又闷，很容易滋生病菌。光脚可以减少因穿鞋不当而引起的鸡眼、脚癣、脚部软组织炎症等。

不同年龄段宝宝小脚丫的健康方案

0~1岁

特点：宝宝小脚长得飞快，日常活动以爬行为主，站立时多为内八字。

锻炼地点：床上

让宝宝在床上光着脚学爬、学站，这样可以锻炼脚上的肌肉，增加脚趾抓攀的能力，有助于学步。

1~3岁

特点：宝宝开始学走路和跑跳，脚掌脂肪层比较厚，没有足弓。

锻炼地点：室内地板、室外草地、沙地

❶ 捡圆环：将各色塑料环套在小棍上，转动小棍将圆环甩出去，让宝宝光脚追赶在地上滚动的圆环，捡回来再套在小棍上扔出去，反复做。

❷ 踢球法：选用较大的塑料皮球，让宝宝光着脚边踢边跟着向前走。

❸ 脚趾抓物：训练宝宝用脚趾抓东西，一开始可以用体积较大的塑料玩具，等宝宝动作熟练后，可慢慢地减小物品体积。

专家建议

尽管宝宝光脚益处多，但我们还是应该注意环境的卫生和安全，避免尖锐的东西对宝宝的脚造成损伤；同时也要灵活对待，像天气较冷的时候，特别是寒冷的冬天，如果宝宝光脚玩耍，很容易造成脚部的冻伤，甚至受凉感冒。为了保持宝宝脚部的温度，可以让宝宝穿上较厚的袜子玩耍，在一定程度上也可以起到与光脚玩耍类似的作用。

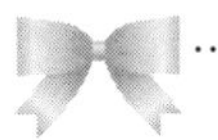

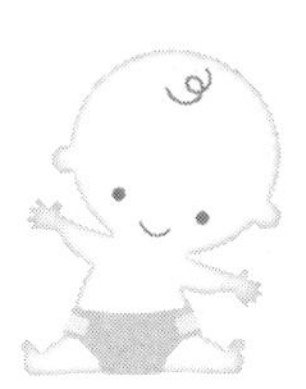

好习惯打造宝宝金睡眠

对宝宝来说，睡好觉是健康成长的前提。睡眠时长、环境、装备、睡前活动和睡眠方式等，都对宝宝能否拥有一个优质睡眠有着很大的影响，妈妈们在日常护理中注意到了吗？

鲍秀兰
北京协和医院儿科主任医师

不做“小夜猫”，9点前入睡

睡眠时人体分泌释放的生长激素是平时的3倍。如果宝宝睡眠缺乏，会扰乱生长激素正常分泌，还会影响智力发育。而且生长激素主要是在深睡眠状态下分泌的。

时下不少年轻父母都是“夜猫子”，认为只要保证宝宝每天有足够的睡眠时间，晚睡晚起并无大碍。于是常带着宝宝一起熬夜。但要知道，一天中生长激素分泌最旺盛的时间段为夜间10点至凌晨1点，如果睡得太晚就会直接影响宝宝“长个子”。

生长激素在深睡状态1小时后进入分泌高峰期，因此，最佳入睡时间是晚上9点前，这样能保证宝宝在10点前进入深睡眠状态。

别以衣代被，准备个睡袋

冬季寒冷，不少妈妈会以衣代被，给宝宝穿上厚厚的衣服睡觉，觉得这样既保暖，又不用担心宝宝睡觉踢被子受凉感冒，一举两得。

太厚的衣服裹住宝宝，会压迫到心脏、肺及大血管，使宝宝的肌肉不能完全放松，呼吸、血液循环不通畅，导致宝宝发生夜惊等现象。

睡觉时最好让宝宝穿舒适宽松的纯棉内衣，盖被多少以手脚温暖、身上无汗为宜；如果担心宝宝夜间踢被子，可准备与季节相适应的睡袋；卧室温度控制在20~25℃，湿度在60%~70%。

别开灯睡觉，可备小夜灯

为了夜间喂奶、换尿布、更方便照顾宝宝，不少妈妈常通宵亮着卧室里的灯，或在床头留盏台灯。殊不知，长期在亮灯环境中睡眠，不仅会影响宝宝的睡眠质量，还会损伤宝宝的视力。

持续的灯光，会使睫状肌一直处于紧张状态，易对视网膜造成伤害，影响宝宝的视力发育，大大提高近视发病率。

睡觉时，尽量让卧室全黑。为了夜间方便照顾宝宝，可选用小夜灯，且尽量远离宝宝。

睡前别摇晃，建个规律睡前程序

很多宝宝都有“闹睡”的现象。为让宝宝安静下来，许多妈妈会把宝宝抱在怀中摇来晃去。其实，这种做法对宝宝，特别是10个月内的宝宝危害非常大。摇晃会使大脑在颅骨腔内不断晃荡，易使宝宝未发育成熟的大脑与较硬的颅骨相撞而引发“脑轻微震伤综合征”。

帮宝宝建立规律的睡前程序，营造合理的睡眠环境，例如睡前给宝宝洗个澡、换睡衣，调暗灯光，接着讲个故事或唱首歌，然后替宝宝盖好被子睡觉。每天在固定时间做同一套程序，时间久了，宝宝就知道这些事做完就该睡觉了。对不愿入睡的宝宝，不要用摇晃的方式使他安静，可试试握他的小手，抚摸他的额头或后背以示安慰。

及时换纸尿裤，以免影响睡眠

不少妈妈担心夜间更换纸尿裤会吵醒宝宝，怕影响宝宝睡眠引起习惯性夜醒，于是不敢给宝宝换纸尿裤。

频繁更换纸尿裤的确会打扰宝宝睡眠，但纸尿裤若已鼓胀、潮湿，就该及时换；宝宝夜间的身体活动次数是成年人的两倍，个别宝宝甚至高达10倍！宝宝夜间动作多，尤其是腿部动作，易致漏尿，如果宝宝漏尿了而不及时更换，不但小屁股因长时间被浸泡在尿液里易得尿布疹，宝宝也会因尿湿而惊醒。

提前最后一餐奶的时间，喝完让宝宝玩一会儿，尿过一次再睡；为保证宝宝睡眠时小屁股的干爽，选择有迅速锁水功能的纸尿裤，在睡前为宝宝换上，以免打扰宝宝睡眠。有的妈妈为让宝宝早点摆脱纸尿裤，很早就训练宝宝夜间小便，其实最佳训练年龄为1.5~2岁。

专家建议

在宝宝身体健康的前提下，如果宝宝半夜醒来后吭吭唧唧要找人，父母不要开灯，不要说话，也不要轻易把宝宝抱起来。仍然让他保持躺着的姿势，可以轻轻摸摸、拍拍宝宝，让他知道你就在他身旁，给他以安全感。对于他提出的一些看似合理的要求（如喝奶、开灯等）也不要同意，最多让他躺着用奶瓶喝一点水，坚持要他睡觉，即使宝宝大哭大闹也决不陪他玩耍，在尝过了哭闹没人理睬的体验后，宝宝会安静睡觉的。

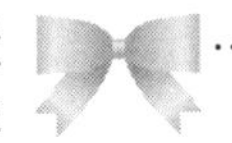

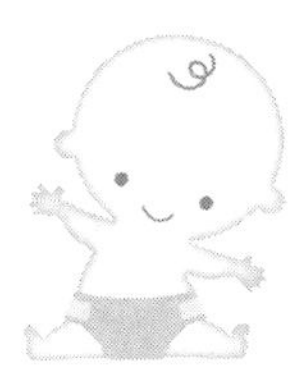

宝宝记性差，想点巧办法

学龄前期是人的记忆发展的重要时期，由于年龄的增长、词语的使用和与成人的交往，宝宝记忆的数量、质量都在不断地发展。如果反复教宝宝简单的内容，宝宝就是记不住，有这样的“笨小孩”，家长真是伤心、气愤。其实宝宝记性差是有方法应对的，家长不要太心急。

徐　通
上海长征医院儿科主任医师

记不住的烦恼

烦恼1：常常听到有些家长抱怨自己的宝宝很“笨”，记不住老师教的内容，甚至连老师布置的作业也会忘得一干二净。可是他们在玩的时候却一点也不“笨”，动画片中的故事也会讲，有时候还会耍些小聪明。

烦恼2：有些孩子能很快地复述或背诵一篇课文，但把文中的字和词拆开就不知如何解释。有的家长和老师认为这是孩子学习态度不认真，有的家长甚至用棍棒的办法来纠正孩子的学习态度，结果并不理想。

记忆力需要培养

其实，宝宝不一定是大脑“笨”，而是由于大脑神经功能不协调造成的注意力不集中，在学习他人的经验或经历周围的生活事件时，没有把有关信息有效地摄入大脑中，也没有很好地保留下来，影响了他的记忆，显得“笨”了。

而记忆力是宝宝学习能力的重要部分，如果记忆能力发展不足或出现障碍，就会影响宝宝对知识的获取和存储。记忆力是人的智力的一部分，有先天的成分，但后天的培养和训练对记忆力的发展也至关重要。

因此，应抓住学龄前这一关键时期，培养和提高宝宝的记忆力。

玩耍可以提高记忆力

做游戏 在宝宝的游戏中增加记忆的训练。比如记玩具名称，可将玩具布娃娃、小汽车、积木、小瓶等摆成一排，先让宝宝记住每样玩具的特征、位置，然后让宝宝闭上双眼，任意拿走一样，此时再让宝宝说出拿走的是什么玩具，其特征、颜色、用途是什么等。也可玩传话游戏，爸爸悄悄地把话告诉宝宝，让宝宝再将话传给爷爷、奶奶、妈妈等，看宝宝是否传话正确，如传对了要给予一定的奖励。

画图画 让宝宝看一张画有几种动物的图片，限在一定时间内看完，然后取走图片，让宝宝说出图片上有哪些动物，这些动物的位置、特征等。也可在宝宝看完图片后，遮盖住图片上的某一个动物，然后让宝宝说出遮盖的是什么动物。

讲故事、唱儿歌 家长可挑选宝宝平时比较喜欢的简单故事讲给他听，然后再要宝宝讲给家长听。也可把儿歌的内容编成故事，先讲给宝宝听，待宝宝听懂了再背儿歌，并讲出儿歌的故事。

生活技能培养 家长要经常提出一些带有记忆的任务，让宝宝帮助记住家里东西放在何处、家庭住址、电话号码、父母单位的名称等。要让宝宝记住玩具的名称、放置地点、数量等。去公园玩时记住所看到的人和景物，回忆每天发生的事情等。在日常生活中，可布置一些带有思考性的任务，让其边思考边做。

做前庭器官功能训练 大脑里有一个前庭器官，主要负责身体的感觉和平衡功能。学龄前儿童可以在心理学专家的指导下，运用平衡木、转桶、秋千、蹦床等器械来进行系列的专门训练。

专家建议

有些学龄前期的宝宝记性差，家长不要太着急，可以通过做游戏、画图画、讲故事和儿歌等方式，培养宝宝的学习兴趣。

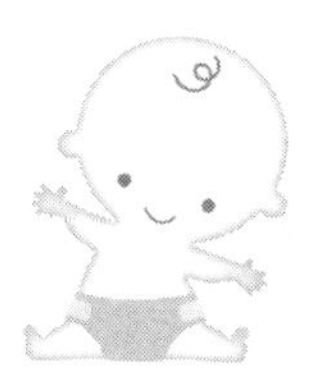

儿童小药“一三五七”

家有小儿，常备小药。很有趣，不少中医临床上使用较多的儿童药，都是以数字命名的，像一捻金、焦三仙、五积散、七珍丹……听起来顺耳，治起病来也不含糊。这四种药都有消积导滞之功效，但又都有着各自的特点和附加功效。

罗 伟
湖南省儿童医院中西医结合科主治医师

一捻金

缓腹胀，治便秘

成分 炙大黄、槟榔衣、人参、炒牵牛子、朱砂。

功效 一捻金中的炙大黄和炒牵牛子有增进肠道蠕动、调中化食、安和五脏等作用；炙大黄和槟榔衣中还含有抗菌作用的成分；炒牵牛子和槟榔衣都具有驱虫的功效，对蛔虫、绦虫和蛲虫有麻痹作用。所以其功效可以总结为消积化滞、除胀通便、化痰平喘。需要注意的是，尽管其中包含有泻下作用的炙大黄和炒牵牛子，但炒牵牛子为炒剂，再加上人参的调和，所以这个方子较温和，被归入非处方药。

用法 将几种成分粉碎成细末后服用。

注意：一捻金的成分中有不少“猛烈之品”，所以不宜多服。服药期间不能吃生冷、油腻和腥膻的食品。

焦三仙

助消化，增食欲

成分 焦麦芽、焦山楂、焦神曲。

功效 这个方子里的三味药，都有助消化、健脾胃的功效，比如焦麦芽，能治食积不消、脘腹胀满、食欲不振、呕吐泄泻等；山楂大家更熟悉，专门对付吃肉或油腻的东西多而引起的肚胀、嗳气、腹痛、腹泻等；而焦神曲是由全麦粉和其他药物（青蒿、苍耳、辣蓼、杏仁、赤小豆等）混合后发酵而成的加工品凡是发酵之品都有健脾、胃助消化的作用。这里面的三味药，都带着“焦”字，目的也是加强健脾和胃的作用。简单而言，此方主治消化不良、不思饮食。

用法 三味药用水煎服。

注意：饭后1小时服用，切忌空腹吃。

五积散

止咳嗽，抑细菌

成分 麻黄、肉桂、白芷、干姜、厚朴、桔梗、陈皮、半夏、炒枳壳、当归、川芎、茯苓、白芍、苍术、炙甘草。

功效 五积散主治脾胃宿冷，或外感风寒、内伤生冷、头目昏痛、不思饮食等。其中半夏有明显的镇咳作用；陈皮中的成分能够使痰液变稀而起到祛痰的作用；肉桂中的桂皮醛及桂皮酸钠和芍药中的芍药甙都有解热的作用；白芷、白芍、肉桂等对细菌也有一定的抑制作用；其他几味药有健胃的成分。总的来说，这个方子具有散寒积、食积、气积、血积、痰积之功效，这也是“五积散”名称的由来。

用法 水丸剂，空腹时温开水送服。

注意：避免感受风寒，忌食油腻、生冷之物。

七珍丹

消积食，镇受惊

成分 雄黄、天麻、天竺黄、全蝎、僵蚕、清半夏、钩藤、桔梗、黄芩、巴豆霜、胆南星、蝉蜕、蟾酥、沉香、水牛角浓缩粉、羚羊角、人工牛黄、麝香、朱砂。

功效 七珍丹疗效好，使用方便，主要治疗小儿乳食停滞、大便不通、感冒发热、惊风抽搐、痰涎壅盛。它能够消积导滞，通便泻火、镇惊退热、化痰息风。

用法 包衣水丸，可以用白开水或糖水送服，或者放入食物中同吃。空腹服最好。

注意：七珍丹因其药性强烈，并且含有泻下药的成分，所以被归入处方药，必须严格在医生指导下服用。如麝香、蟾酥、羚羊角容易引起过敏反应，巴豆、朱砂、雄黄都属于毒性药物，因此要注意用量不宜过大，用药时间不能过长。

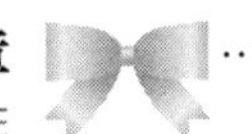

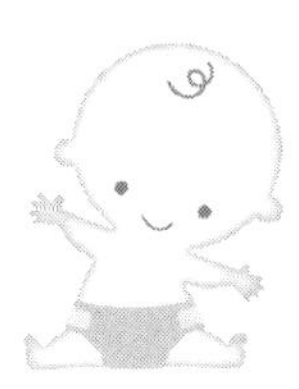

家长无需谈“熟”色变

“天啊，女儿才上四年级，就来‘大姨妈’了，不会是性早熟吧？会不会长不高？”现在，很多家长谈“熟”色变，恨不得时时关注孩子的身体变化，甚至给孩子带来心理阴影。殊不知，性早熟既不是“恐怖分子”，也并非“乳房发育”或“小鸡鸡变大”那么简单，家长应多了解相关知识，做到提前预防，正确治疗。

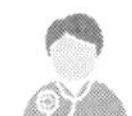

吴 迪
北京儿童医院内分泌遗传代谢中心副主任医师

同为“性早熟”，治法不一样

一般来说，女孩在9~10岁开始发育，男孩则在11~12岁。而当女孩8岁之前出现乳房增大、10岁前月经初潮，男孩9岁前阴茎或睾丸增大，应被视为性早熟。

如果孩子性发育过早，骨骺闭合也会提前，导致最终身高不理想，还会给孩子带来一定的心理障碍。并不是所有的性早熟都需要治疗，大多数只要进行随访监测就行，只有少数需要治疗，故之前需完善相关检查以确定病因。比如，器质性病变引起的性早熟，如颅内、肾上腺、睾丸、卵巢等出现异常或肿瘤的情况下，以治疗原发病为主，必要时需进行手术。

有些孩子虽然出现了性发育，也符合性早熟的诊断标准，但如果此时孩子的各项指标，如性激素水平、骨龄等都进展缓慢，这时就不需要治疗，只需要动态观察、定期随访。

门诊中也常遇到刚出生几个月的宝宝身高体重发育正常，但乳房鼓起来了，摸上去还有化乳核。一般到宝宝两岁时此状况会消失，这种情况叫“小青春期”，家长无需太担心。而如果“小青春期”在宝宝2~3岁时还没消退，就可能转变成为真性性早熟，需长期观察随诊。

男孩易被忽视，警惕睾丸增大

引起性早熟的因素有很多，有一部分原因是接触了外源性的性激素，比如，孩子误食避孕药或吃了含性激素多的食物。

门诊中遇到过一对小姐妹，分别是3岁和6岁，乳房已发育且乳晕特别黑，乳头颜色也很深，这种情况，一般都是接触了外源性的性激素。有家族史、出生时低体重或出生后超重、肥胖的宝宝往往也容易出现性早熟。

女孩性早熟的几率比男孩高，但大都能被及时发现，比如，家长在给孩子洗澡时，发现其乳腺部位有肿块，或外阴有分泌物或阴毛长出。而男孩患性早熟相对隐匿，往往是家长留意到孩子突然长喉结、说话变声和长痤疮了而去就医，检查才发现性早熟，且80%以上属器质性病变。

性早熟有中枢性和外周性之分。男孩性早熟最主要的表现是阴茎增大或睾丸增大。

临床上见过一个3岁的小男孩，阴茎有青春期男孩的那么大，像这种阴茎大的情况家长易发现，但是睾丸大的情况则不容易被发现。

洗澡时多观察，发现后拍片子

家长可在给孩子洗澡时，多注意观察孩子的性发育和生长速度情况。比如，小女孩伴随着乳房发育，生长速度是否也加快了，如果生长速度并没有加快，则需引起重视。注意，家长不要刻意去摸孩子的乳房，以免给孩子带来心理阴影。

性早熟本身不可怕，发现得早，是完全有可能控制的。性早熟的随诊工作很重要，当发现孩子性发育提前后，即使当时不需治疗，家长也要每半年带孩子去医院做个评估，拍个骨龄片子，看看身高情况，以免错失良机。

专家建议

预防性早熟，应控制外源性激素摄入，比如，奶及奶制品、大豆、蜂蜜、鸡肉、反季节水果等含有雌激素多的食物，不能过多摄入。均衡饮食，多运动，防止超重和肥胖。怀疑孩子性早熟，要找对医院及科室，应带孩子到正规医院的儿科内分泌科就医。

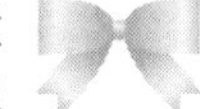

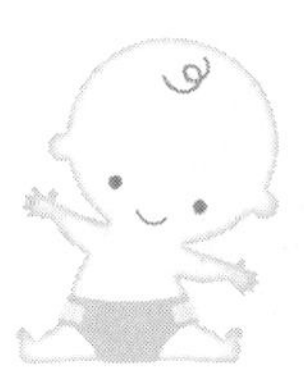

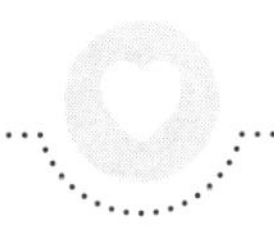

水做的宝宝最健康

水是身体的重要组成部分，其重要性并不逊于蛋白质等营养素。正常情况下，新生儿体重中，水的重量应占到80%，婴幼儿体内水的重量应占到70%，所以，可以说宝宝是水做的。

郑春茜
空军总医院儿科护士长

宝宝缺水有信号

宝宝饮水量不够的话会有报警信号：每日排尿小于6～8次，尿色深黄，嘴唇干燥，前囟下陷，皮肤弹性变差。

宝宝每天需多少水呢？新生儿期，如果是纯母乳喂养、母乳充足、宝宝生长发育达标，只需在两次母乳间喂少许温白开水，10～15毫升即可。1岁以内的宝宝，每日总饮水量在500～600毫升。

小提示：在保证宝宝一日总饮水量的前提下，应少量多次饮。

培养水娃有方法

有些小技巧可帮助培养“水娃娃”。比如，家中营造定时喝水的气氛，让宝宝养成起床后、游戏时与饭前半小时喝水的习惯。父母自己不要喝不健康的饮料，家里不买不健康的饮料。

还可常给宝宝变换喝水的工具，如水瓶、学饮杯、小碗、奶瓶，宝宝喜欢新鲜东西，利用宝宝的好奇心，增加宝宝喝水的兴趣。

小提示：父母要注意，如果宝宝拒绝喝水，一定不要过分强迫他，避免产生逆反心理而从此不愿喝水。

宝宝宜喝的水

白开水是最安全健康的了，不过一定要煮沸，杀死致病菌。还可以给宝宝喝自己制作的鲜榨果汁，用应时新鲜水果压榨而成，现榨现喝营养得以保留。不过，记得给宝宝饮用时要稀释3～5倍，避免过甜。

还可给宝宝喝煮过的水果水，含少量维生素和矿物质，如苹果、梨、枣、橘子等，但注意现煮现喝，清洁卫生，不可久存。

小提示：蔬菜水也可以，含矿物质和维生素，将新鲜蔬菜洗净、切碎，放入适量水中煮开10～15分钟，凉温后饮用，也要现煮现喝。

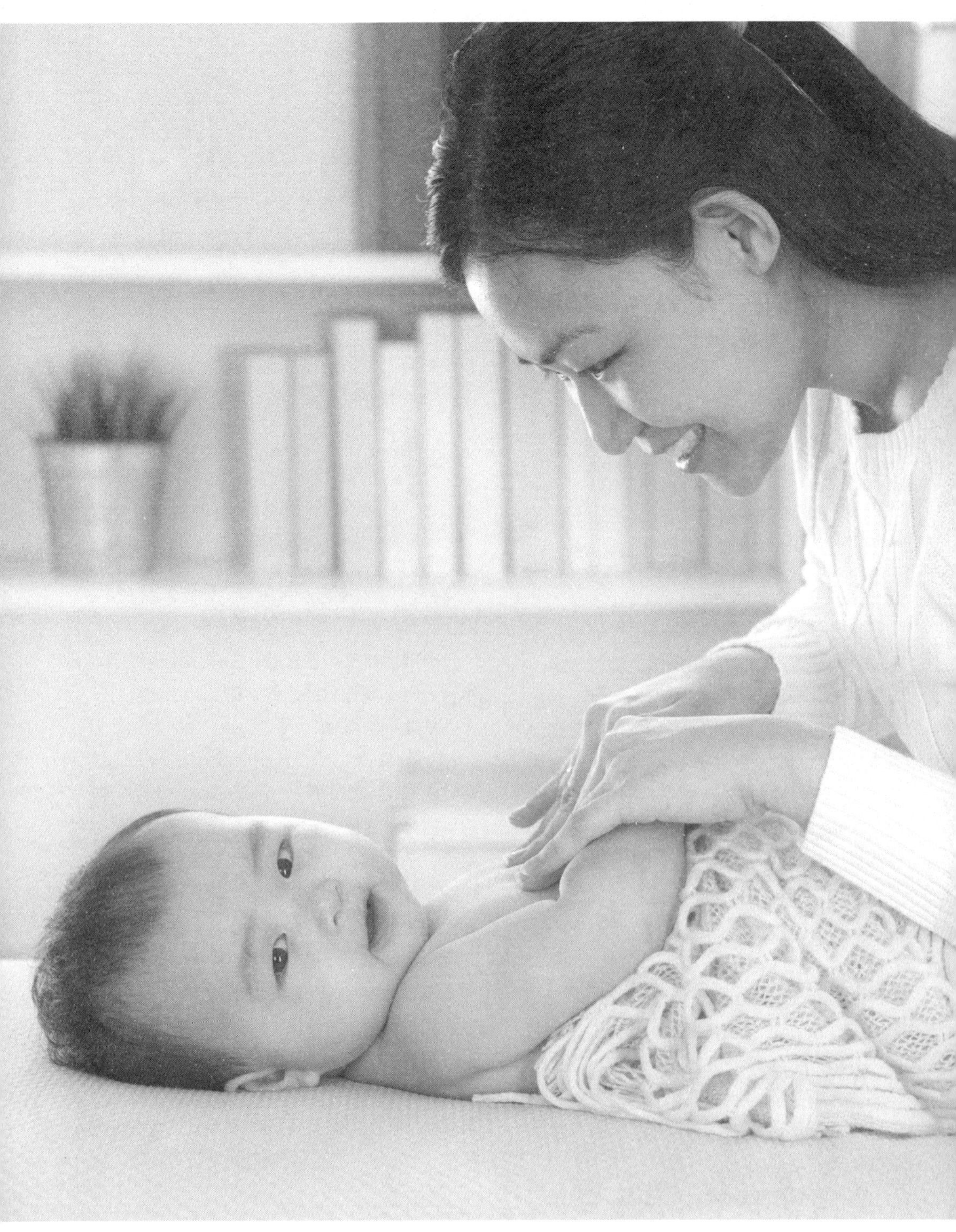

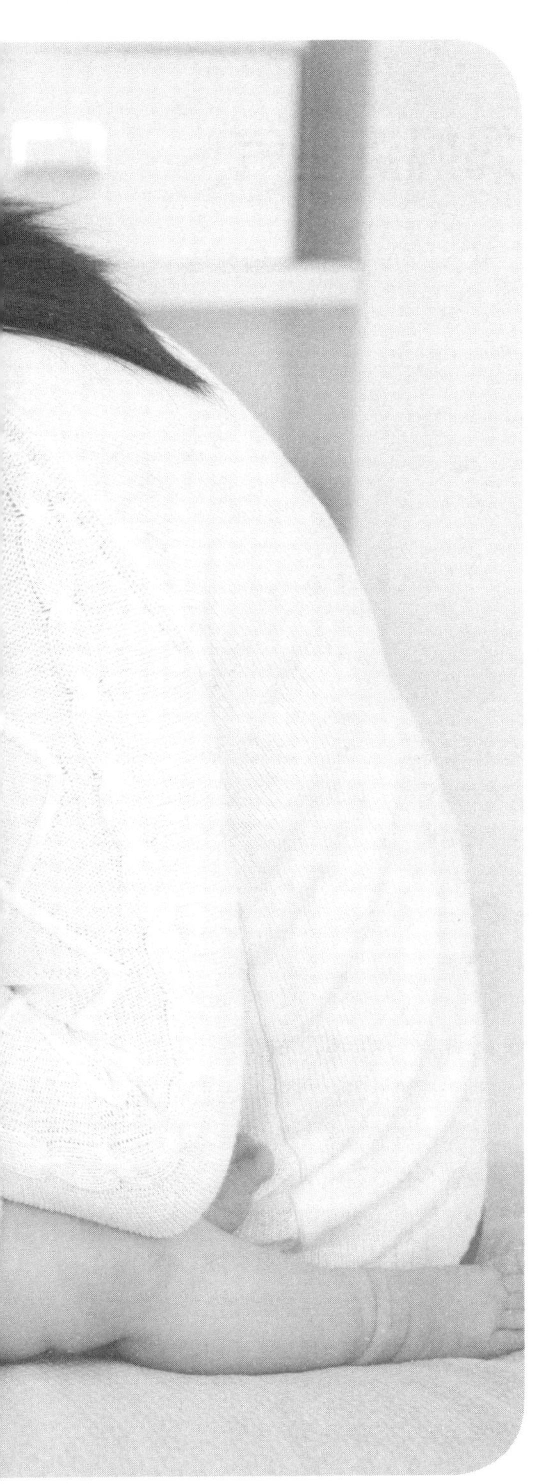

02

第二章

一失足成千古恨，这些错误父母犯不得

对于爸爸妈妈来说，宝宝降临是一件非常幸福的事，但同时也会面临很多问题。比如该如何正确地给宝宝哺乳；怎样给宝宝补鱼肝油才合适；怎样避免异物进入宝宝的肺里等。

没有一个人是天生的育儿专家，父母们通常会用“为人父母的本能”来育儿，也因此会犯下这样或那样的错。常见的育儿错误有哪些？我们又该如何避免呢？

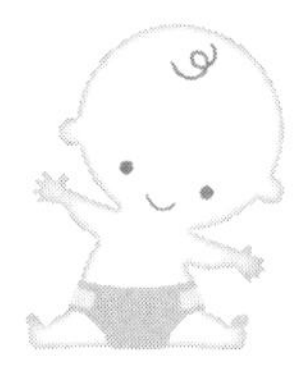

母乳喂养，新手妈妈沉住气

初为人母，有很多事情需要了解。新手妈妈们要想成功地进行母乳喂养，就一定要了解正确的母乳喂养知识和技巧。

陈　攀
国际母乳会哺乳辅导
范　瑾
北京军区总医院八一儿童医院主任医师

宝宝出生一小时就开奶

调查结果： 93%的被调查者知道，婴儿出生的头一个小时里应该让他吸吮产妇乳房，利于产妇开奶。

点评： 这个问题大多数人都有正确的认识。宝宝出生后第一个小时里，大多数宝宝们都已经准备好了吸吮妈妈的奶头。如果错过了这个黄金时间，宝宝的吸吮反射在今后的一天半之内会有所减弱。早早吸吮能帮助消除宝宝在分娩过程中承受的紧张；还有助于产妇宫缩及产后恢复。

母乳拥有最佳营养

调查结果： 约91%的人明白，配方奶粉中不含母乳特有的抗体。

点评： 无论多高级、多昂贵的婴儿奶粉，都造不出母乳里丰富而独特的营养元素及活性物质。每位妈妈的乳汁都是为她的宝宝特别设计的，比如说，当宝宝受到细菌或病毒侵袭时，会通过吸吮乳汁将这个新情况传达给妈妈。妈妈的身体会根据敌情制造免疫球蛋白，再通过乳汁传送给宝宝，使宝宝免受伤害。

母乳最好喂到两岁

调查结果： 近62%的被调查者不知道母乳喂养最好持续到宝宝两岁。

点评： 世界卫生组织提倡母乳喂养到宝宝两岁及以后。大量研究证明，母乳任何时候都富含营养，如脂肪、蛋白质、钙和维生素等，尤其富含对宝宝的健康至关重要的免疫因子。神奇的是，随着宝宝对辅食摄入的增多，其吸吮母乳的频率有所降低，但妈妈的身体会自动浓缩乳汁的养分和抗体，将宝

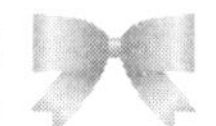

宝所需要的营养丝毫不差地输送给他。

母乳能够自调浓度

调查结果：在宝宝出生后头6个月里，如果母乳比较稀，应该怎么办？73%的人错误地选择了“给宝宝加喝奶粉”。

点评：“稀”奶其实是前奶，成分大部分是水分，宝宝越吸，母乳越浓，后奶会变得像奶油一样，是给宝宝解饿的。根据宝宝不同的需要情况，每一次喂奶时，乳汁的分泌量、浓度和成分都有所调节。奶粉则是千篇一律的，而且含过多脂肪和蛋白质。所以不要把母乳和奶粉做比较。

乳汁越吸产得越多

调查结果：妈妈们经常发现，宝宝有时候饿得特别快， 总是要吃奶，高达83%的妈妈们认为这是母乳不足的表现，应该给宝宝添加奶粉了。

点评：这个结果真让人遗憾，妈妈们太沉不住气了。这也是母乳喂养的最大误区，只要宝宝哭闹、睡不好、烦躁等，人们就要批评母乳：“是不是奶不够了？断奶吧！”

事实上，新生儿在头几个月总有频繁吃奶的时候，因为他正在经历“猛长期”，一般为出生的3周、6周、3个月和6个月左右。这时宝宝所需要的养分比较多，他会频繁吸吮来刺激妈妈制造更多的乳汁。坚持勤喂几天，一旦乳汁分泌量达到宝宝要求，他自然会降低吸吮的频度。宝宝频繁寻找奶头也有满足快乐的要求。因此，别沉不住气地慌忙给宝宝补充奶粉。

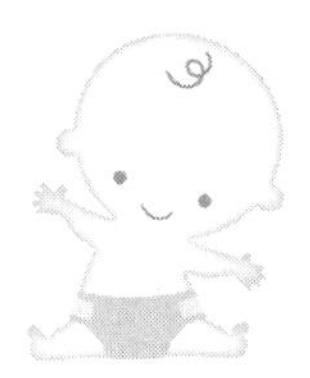

带宝宝看病，千万别哄骗宝宝

宝宝哇哇大哭、家长满头大汗，带宝宝看病真是让人挠头的一件事，有的时候，把能宝宝拖进诊室，家长就谢天谢地了。但是在我的诊室里，宝宝们总能很有秩序地安静看病，让张开嘴巴检查喉咙的时候，小家伙们就会拼命地张大嘴巴……这里有一些就诊的技巧，可以让害怕的宝宝们平静下来。

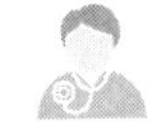

李海浪
东南大学附属中大医院儿科主任医师

出门前：跟宝宝聊聊看病的情形

门诊发现八九个月到4岁这一年龄段的宝宝更容易对看病表现出恐惧，因为他们的独立意识已经开始萌发。多数家长担心就因此尽量避免和宝宝谈论看病。其实这样非常不妥：突然把宝宝带到一个他们完全不了解的陌生环境，医生还没有开始检查，宝宝们就表现出无比的惊恐。这就好像我们大人突然被人劫持一样，不知道下面会发生什么。

正确做法：在宝宝来就诊之前一定要让宝宝了解到医院会发生什么，以及正确的做法。告诉宝宝他将看到的情景：有穿白大褂的医生，有戴口罩的护士，并详细告诉他抽血的步骤，以及疼痛的感觉。

小提示：场景描述越细越好，还可以通过做游戏让宝宝预习看病的过程。

进诊室：听听宝宝的真实感受

许多家长将宝宝带到医院诊室后，就无视宝宝的感受，一门心思只想让宝宝安静或者只顾和医生谈论病情。一个4岁的女孩看病时哭着喊妈妈，可是她妈妈根本不理会，于是她就开始乱踢乱打。我问她：“你有什么要说的吗？”女孩有些惊讶，然后说自己有些咳嗽。之后的检查小女孩都比较配合。临走时她对我说：“我喜欢你。”

正确做法：其实宝宝需要得到充分的尊重，她当时的做法就是希望被关注，来解除她内心的不安。家长此时就应该多听听她的想法、安慰她，而不是不理睬和训斥。

小提示：这种关注可以是就医时的肢体拥抱，也可以是轻言细语来解除宝宝的恐惧，帮助他找到安全感。

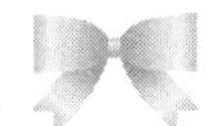

检查中：给宝宝有安全感的“束缚”

对于过度紧张的宝宝，可以通过正确的体位来克服他的恐惧。宝宝四肢不断挣扎、蹬踢，一些家长束手无策，宝宝还没做检查，家长就已经大汗淋漓。

正确做法：让宝宝侧坐在家长的一条腿上，然后家长用另一条腿紧紧夹住宝宝的双腿，并用两臂呈环状围拢住宝宝的身体，将宝宝完全裹住紧紧拥抱，避免其上肢动弹。这种方法本身就能给与宝宝巨大的安全感，同时可以完全束缚住宝宝的肢体，使他能够顺利地接受检查。

小提示：这样的拥抱方式要求工作必须快速，让宝宝对检查的记忆不过于深刻，以减少宝宝的压力。

治疗时：千万别说“打针不疼”

多数家长喜欢欺骗宝宝，明明要打针，但嘴里却说“不打针，我们不打针”，结果却把宝宝紧紧按住，让宝宝扎针。有过一次这样的经历后，宝宝的依从性就会越来越差，不仅不配合，奋力挣扎，有的还会由于过度哭叫出现憋气、呕吐。

还有的家长一再地强调打针不疼，反而适得其反，更加重了宝宝的恐惧。因为对于宝宝来讲，特别是曾经有过不愉快就医经历的宝宝，一听到打针就会惊恐万分，很自觉地就忽视了前面的“不”字，家长反复强调的“打针不疼”在他听来就是“打针很疼”。

正确做法：家长在语言安抚上要避免“不疼”“不难受”这样的词，而代替以“让医生看一下，我们马上回家”，这样的语言可以有效地舒缓宝宝的恐惧感。应该如实告诉宝宝要如何治疗，而且态度坚决，宝宝尽管一开始有些哭闹，但他发现不得不接受这个结果的时候，他会逐渐平静。千万不要哄骗和欺瞒宝宝。

小提示：看病时宝宝过度紧张，远比疾病对宝宝的损伤大，一些宝宝歇斯底里，拼命哭闹，消耗了不少体力，加剧病情，对宝宝的健康很不利。

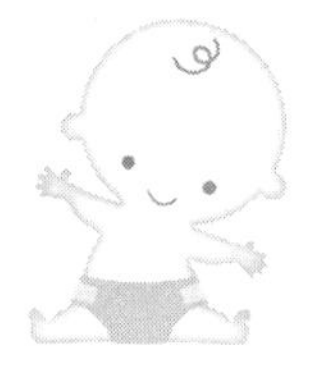

宝宝磨牙，未必肚里有虫

“咯吱咯吱”，宝宝又在磨牙了。很多家长认为，宝宝磨牙肯定是肚里有寄生虫，于是就买驱虫药给宝宝吃，有些确实管用，不过更多的是不管用。其实，小孩夜间磨牙并不一定是肚里有寄生虫，不宜盲目吃驱虫药，任何一种驱虫药都有一定毒性，易对小儿肝肾功能及神经系统产生损害，所以两岁以下的宝宝一般禁止使用。除了寄生虫，还有什么原因导致宝宝夜间磨牙呢？

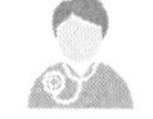

罗　伟
湖南省儿童医院中西医结合科主治医师

吃饭“两少一多”

很多宝宝白天喜欢玩，顾不上吃饭，晚上就大吃特吃，也就是“两少一多”，睡着了胃肠仍在工作，这就会导致磨牙。中医讲“胃不和则卧不安”，宝宝睡后磨牙其实也是“卧不安”的表现。晚餐时间不宜太晚，下午5~6点为宜。

宝宝睡前喝牛奶易导致磨牙，也是这个理，所以最好把睡前喝奶的时间提前1~2个小时。

玩耍“动静太大”

白天玩耍时，宝宝容易沉迷感兴趣的事物中，非常兴奋，晚上睡觉时大脑皮层仍处于亢奋状态，就会导致磨牙。白天出现紧张、焦虑的情绪，也会导致磨牙。

解决办法就是让宝宝动静结合，“动”包括打球、跑步、骑车、去游乐场玩等，而“静”则包括看书、画画、做手工、看电视等。而且，最好把“动”安排在上午，“静”安排在下午或晚上。

缺乏“矿物元素”

临床发现，宝宝夜间磨牙较多见的原因是钙和锌的缺乏。人体骨骼肌的兴奋主要由钙调节，缺钙会导致肌肉过度兴奋与收缩，而咀嚼肌对钙又非常敏感，缺钙时就易引起咀嚼肌痉挛，从而导致磨牙。

锌对维持宝宝食欲很重要，缺锌会导致宝宝厌食、偏食，脾胃功能下降，甚至消化不良，最终导致磨牙。

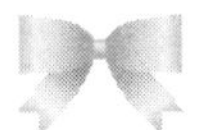

牙齿“咬合障碍”

宝宝如果有夜间磨牙的现象，建议去牙科查查，很多宝宝因牙齿发育不好，常吃甜食等导致牙齿参差不齐，牙尖过高、咬面不平等，易引起咬合障碍，为达到咬合平衡，就会出现夜间磨牙，临床上叫做“人体自纠性磨牙”。

不过，换牙期的宝宝，即6岁~14岁出现夜间磨牙，当属正常，这段时期咬合关系紊乱，相应的咀嚼肌运动功能失调而发生痉挛和收缩，最终导致夜间磨牙。

口腔“炎症刺激”

如果宝宝有口腔炎、口腔溃疡、牙周炎等，也会导致磨牙，因为致病炎症会持续刺激口腔内壁，炎症感染本身带来的疼痛感都会导致磨牙的发生，所以，如有口腔问题，应及时就医，平时也要注意口腔卫生。

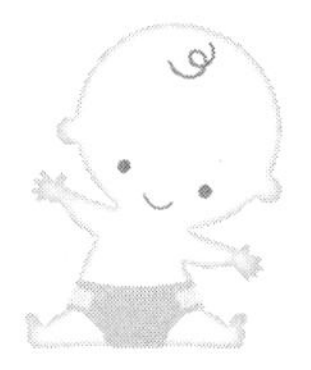
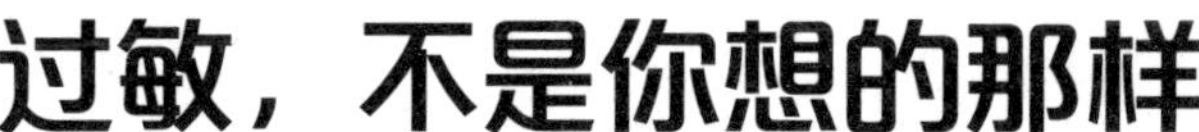

过敏，不是你想的那样

宝宝反复发作的湿疹、哮喘、鼻炎，让人感觉过敏无处不在。7月8日是世界过敏性疾病日，世界变态反应组织（WAO）的一项调查显示，过敏性疾病在近30年间至少增加了3倍，全世界22%的人患有不同种类过敏性疾病，过敏已成全球第六大疾病。过敏似乎已包围我们，但对过敏的防治，很多人还存在不少误区。

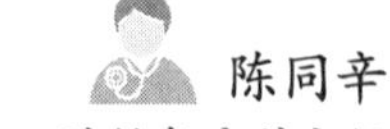

陈同辛
上海儿童医学中心过敏免疫科主任

误区一：防过敏，越干净越好

有这样一个现象：越是卫生条件好的地方，越是经济发达的国家和地区，出现过敏的人就越多，正好跟传染性疾病相反。

过敏发生机制的“卫生学说”认为，人类过敏的增多与感染性疾病的减少有密切关系。据流行病学调查发现，过敏发生率存在地域差异，总体来说，发达国家和地区高于发展中国家，城市高于乡村。这说明人在成长的过程中，受到一些细菌的侵扰，对我们健康成长、抵抗过敏性疾病的干扰是有益的。

“别摸，怪脏的”，恐怕是很多妈妈的口头禅。殊不知，过于干净，反而易增加宝宝的过敏几率。对宝宝来说，适当地接触一些细菌，对于增强其免疫力是有帮助的，因为人体内各细菌群落有一个平衡状态，如果这个平衡被打破，宝宝就容易出现过敏。

如果长期处于过于卫生的环境，没有接触细菌的机会，免疫能力得不到锻炼，体质就会越来越敏感。就像双刃剑，卫生条件改善了，感染性疾病减少了，却可能使过敏性疾病增多。越是都市化、现代化，使用化学物质，如消毒剂、防腐剂的机会就越多，也会增加过敏性疾病的发生。

误区二：症状消失，过敏就好了

过敏与遗传存在一定关系，严格来说，过敏不可治愈，更不可自愈，因为过敏体质不可消除。

“医生，我家宝宝的湿疹好几年没犯了，平时还用注意预防吗？”很多家长误认为，宝宝早期的过敏症状消失了，就代表过敏已经“根治”。

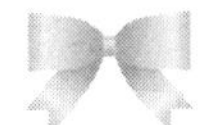

其实，过敏表现为多阶段性，宝宝的过敏进程会随年龄增长而发生阶段性变化，比如湿疹好了，但可能过一段时间会发展为胃肠道系统或呼吸系统过敏。研究显示，80%患湿疹的儿童以后还会患过敏性鼻炎或哮喘，这说明如果婴儿时期发生过敏症状，在其成长过程中转变为其他过敏症状的机率将大幅增加。

误区三：过敏就等于湿疹

现在，家长们大都对过敏引发的湿疹比较了解，但很多人却将过敏简单地等同于湿疹。

事实上，婴儿过敏有个“三部曲”，除皮肤上常表现为湿疹或荨麻疹外，过敏还会导致胃肠道系统不适（如腹泻）和呼吸系统疾病（过敏性鼻炎和过敏性哮喘）。

专家建议

防过敏，从母乳喂养开始。宝宝接触外界较少，食物过敏往往成为漫长过敏进程的第一个阶梯，而牛奶蛋白是新生儿接触的第一个过敏原。因此建议纯母乳喂养。母乳是低敏的，且母乳喂养是一种有菌喂养方式。如果不能坚持纯母乳喂养，建议选经临床研究验证的、效果明确的适度水解蛋白配方粉，也能降低致敏风险，有效预防过敏。

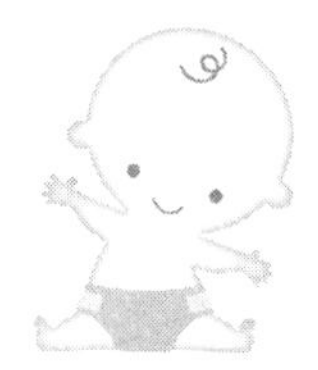
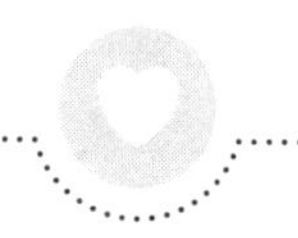

小笔帽酿成大危险

每年临近过年都是儿科、耳鼻喉科最忙的时候。因为幼儿放假，家长们也忙于年前准备，对宝宝的重视度减少了很多。再加上为迎接新年，家中不乏花生、瓜子等，于是这一时段成了宝宝异物吸入最多的时期。下面是发生在我们医院的一件真事，很有戏剧性，当是给家长们一个提醒吧。

刘海燕
西安交通大学医学院第二附属医院儿科主治医师

笔帽呛肺里，急坏父母

耳鼻喉病区的楼道里，坐着个小男孩。他双手抱头，面色略发青，痛苦地一声声咳嗽着。男孩的妈妈站在他身旁，一边擦着眼泪，一边拍着男孩的脊背。

男孩爸爸正和医生交涉着："大夫，求求你，赶紧给宝宝动手术吧，我再找点钱。"

大夫："我们不会见死不救的，但这种情况比较特殊，必须请示医院总值班。你们只带了200元，连住院手续都办不进来，怎么可能进手术室呢？况且宝宝还要全麻，风险很大。"

"大夫，不把笔帽从宝宝的肺里取出来，会不会有生命危险呢？"

"当然，好在人有两个肺，现在笔帽已经堵塞了一侧支气管，另一侧还不受影响，我们在观察，同时请了儿科大夫会诊，你快去找钱。"

男孩的爸爸两眼发呆，不知所措。这时快步走来几个年轻人。他们边走，边从身上掏出一些发皱的人民币。

"胡哥，我们几个凑了钱。宝宝怎么能把笔帽吞肺里呢？"

"唉，这淘气的宝宝，平时就喜欢把笔含到嘴里，今天在家里跳着玩，竟然把笔帽呛肺里了，唉，太倒霉了……"男孩的爸爸说到这里，声音有些哽咽。

为了不耽误治疗，男孩的爸爸最后决定去找老板借钱，临走前对大夫说："孩子交给你们了，你们费心了。"

痛哭咳出笔帽，转危为安

这边手术室也准备好了，大夫走到男孩

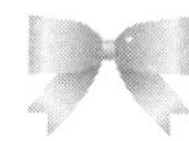

的妈妈面前：“赶紧签个字，宝宝马上进手术室。”

男孩的妈妈颤抖着手在纸上签了字。男孩被抬到了手术车上：“妈妈，我害怕，啊……”男孩大声哭起来。他抓住妈妈的手不松开。男孩的妈妈也跟着哭起来，哭声混合在一起，震得病房的窗户丝丝作响。

“孩子别怕，不疼的，只在喉咙里放个镜子，一会儿你睡着了才放气管镜，不要害怕。”大夫在旁边安慰说。

男孩依旧杀猪般地嚎叫起来，他拉着母亲的手不松开，边哭边咳嗽……忽然，一个东西从他嘴里喷了出来，丁零当啷掉地到了地上，男孩的咳嗽逐渐减轻了。大夫低头捡起个小东西，拿到眼前一看，竟然是个笔帽。“仔细看一下是你的笔帽么，小伙子？”

“哎呀，就是我的笔帽。”男孩说道。

大夫用听诊器听了听孩子的背部，转身对还没有回过神来的男孩的妈妈说：“你孩子很幸运，他不用做手术了，已经把笔帽咳出来了。”

“真的吗？哇……”男孩的妈妈立马抱住儿子，大声哭泣起来，眼角却挂着微笑。

“太好了，皆大欢喜！”大夫擦擦额头的汗珠，对护士说：“通知手术室，手术取消。”

这个男孩真是很幸运，像这种能把异物咳出来的情况很罕见。一般情况下，异物呛入气管还能够被咳出的比例是2%~4%，而且大多是植物性异物。

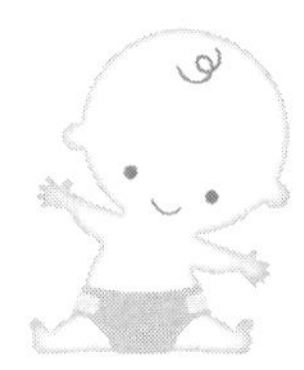

美味花生，宝宝身边的隐患

毫不夸张地讲，在我们医院耳鼻喉科，每天都会收到1~2个气管异物的宝宝。气管异物在宝宝身上的发生率非常高，家长们要学会一些急救措施。

刘海燕
西安交通大学医学院第二附属医院儿科主治医师

惊讶——都是气管异物患儿

那天走进耳鼻喉科病房，我看到了被要求会诊的宝宝。

眼前的宝宝只有8个月，面色不好，正在妈妈怀里不停地咳嗽。经了解得知，几天前，宝宝的奶奶想着孙子出牙了，就给他喂了一粒花生米，没想到，宝宝不太会咀嚼，一下吸到了气管里……

会诊结束，正准备离开病房时，我被邻床的一个家属叫住了，他问我能否给他的孩子也会诊下。我这才注意到，这间病房里都是小患者，我惊讶地问到：“怎么，这宝宝也是气管异物？”

宝宝的父亲不好意思地点点头。原来，宝宝刚1岁，他们在家里很注意，不给宝宝乱喂东西，但有一天去朋友家玩，没注意，宝宝从桌子上拿了个花生豆吃，一下子就被呛住了……

谨慎——我从不往家买花生

我对家属们说：“你们知道吗？我院一个耳鼻喉科医生曾告诉我，因为看到呛入花生的宝宝太多，她从不往家里买花生，以至于她的宝宝上小学了，还不知道花生长什么样。”听后，屋里的人都笑起来。

经了解，我院耳鼻喉科最近平均每天都会收进1~2个气管异物患者，年龄不等，宝宝占大部分。

宝宝气管异物与喂养食物不当有关，而稍大点的宝宝易吞下笔帽、硬币等。

预防——五个方法要记牢

预防异物呛入的方法，我总结几点，供家长参考：

❶ 别给婴儿喂不适合年龄段的食物，即使孩子已长牙；

❷ 不给三岁以下宝宝喂花生、瓜子等坚硬食物，也最好不要喂果冻（要吃一定要

用小勺子喂，别让宝宝自己吃）；

❸ 别让孩子嘴里含异物，发现类似习惯及时纠正；

❹ 对两岁以下孩子，家里不要随意摆放能放入嘴里的小东西。

❺ 家长改变边吃边说的坏习惯，不要在吃饭时逗孩子笑。

急救——两个方法应学会

宝宝呛入异物后，家长别惊慌，不要试图用手把异物挖出来，可试试以下两种方法。

倒立拍背法：对于婴幼儿，家长可立即倒提其两腿，头向下垂，同时轻拍其背部。这样可通过异物的自身重力和呛咳时胸腔内气体的冲力，迫使异物向外咳出。

推压腹部法（不好掌握，不会请不要乱用）：让患儿坐或站着，救助者站其身后，两手臂抱住患儿，一手握拳，大拇指向内放在患儿的脐与剑突之间，用另一手掌压住拳头，有节奏地使劲向上向内推压。

专家建议

3岁以下的宝宝是潜在的最危险的气管异物患者。他们无法控制自己的行为，让他们不接触异物，不能仅靠说服教育，必须从源头上整理、清除一切可疑物品，如家中一切直径在1厘米以下的独立物品，包括玩具上的小零件、衣服上就要脱落的纽扣等都应好好保管起来。宝宝的咀嚼能力不健全，暂不要给其食用坚果类食物。

哪些东西易成为进入小儿气管的异物

10年前排列第一位的是西瓜子，随着高糖、无子西瓜栽培术的日益发展，西瓜子也变得越来越小，即便被误吸入气管，也很容易再将其咳出。如今排第一的气管异物是花生仁。

现在异军突起的是果冻类气管异物，宝宝们非常喜爱这种柔软、有弹性的东西，但是一旦误吸，果冻很容易阻塞支气管，而且很难用抓钳取出，吸引器的管径相对太小无法吸出，常可造成患者窒息死亡。

食品品种丰富的同时，一些新的气管异物也频频出现，如开心果、腰果、魔芋块等。对患者生命威胁最大的是坚果类异物，它们可吸收支气管内的液体变得胀大阻塞支气管，形成肺不张，坚果自身含有的植物脂肪会刺激呼吸道产生严重的炎症反应，这些都会对机体产生不良影响。

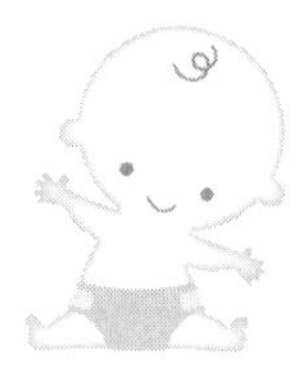

感冒药，别吃重复了！

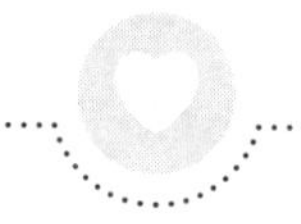

进入冬季，患呼吸道感染的宝宝开始多起来，于是，治疗感冒和发热的药物自然就成了主角。由于这类药物大多属于非处方药，大家一直认为它们的安全性比较高。可是近来很多报道又宣称这类药物，特别是对乙酰氨基酚（扑热息痛）的毒副作用，使家长很担忧。其实，再安全的药，使用不当也会出现意外。

崔玉涛
北京和睦家医院儿科主任

诊室场景镜头回放

2岁的晴晴最近感冒了，白天流鼻涕，晚上鼻塞，而且还发热，这种情况已经持续3天了。这几天孩子不仅胃口差，而且夜间睡眠不好，情绪也非常急躁。妈妈已经给孩子服用了“泰诺林”和一些治疗感冒的药物，可是孩子的情况没有明显好转。着急的妈妈在朋友的推荐下，又给晴晴服用了治疗感冒的“泰诺感冒糖浆”。服药后1小时，晴晴就开始睡觉。起初妈妈认为是药物起作用了。可是过了五六个小时，晴晴还在睡觉，而且睡得很沉，很难叫醒她。这时妈妈有些害怕了，越紧带着孩子到诊室检查。

大夫经过检查，并没有发现什么新的严重问题。但经过与妈妈的交谈，了解到妈妈给晴晴服用过退热的泰诺林、治疗感冒的泰诺和小儿克咳以及白加黑，还有一些感冒冲剂等。据此，大夫给晴晴做了抽血检查，结果发现血中“对乙酰氨基酚”的血液浓度增高，说明孩子的睡眠是药物过量引起的。

虽然经过治疗，孩子很快就恢复了正常，可是妈妈却感到很困惑：每种药物都是按照说明书上标明的剂量给孩子服用的，怎么会出现过量服用的症状？对乙酰氨基酚不是很安全的药吗？以后怎么给孩子服用才能保证安全？

药名不同≠成分不同

对乙酰氨基酚是用于治疗发热和感冒的常用药物中的主要成分，又称为“扑热息痛”“醋氨酚”“退热净”等。由于这种药物非常安全，所以很多治疗感冒和发热的药物中都含有这种成分。比如经常给宝宝使用的泰诺林、泰诺感冒糖浆，除这两种药外，许多复方制剂中也含有这种成分，比如：白加黑、帕尔克、克感敏、速效伤风胶囊、感冒灵、去痛片、散利痛、扑感宁、儿童退热片等，每种药物中所含对乙酰氨基酚的剂量不同，120～500毫克不等。

由于这些药物都属于非处方药物，不仅可治疗常见疾病，而且使用起来非常安全。因此大家都认为这些药物的安全系数很高，副作用相对较小，使用时就放松了警惕，没有特别注意其中所含的成分，埋下了服药的重复隐患。

吃药太杂，容易过量

由于目前治疗感冒和发热的药物多以复方制剂为主，每种药物的复合成分和比例不同，且生产厂家不同，所以每种药物的商品名称多种多样。家长在给宝宝或自己选择非处方药时，往往只记药物的商品名，却忽略了其中所含药物的成分。上面提到的晴晴的例子，就是这种情况：妈妈给晴晴吃药时，每种药物都是按说明书介绍的剂量服用的，但是由于她选择的那几种药物中，都含有对乙酰氨基酚，叠加在一起就出现了药物的“过量”中毒现象。

对乙酰氨基酚服用过量，会对人体产生一定的副作用。早在20世纪60年代就有大剂量对乙酰氨基酚引起肝中毒的报道，以后的许多资料进一步证实，长期服用或过量服用这种药物，都有可能引起肝细胞坏死。过量的对乙酰氨基酚所生成的毒性代谢产物还会损害肾脏，造成肾细胞坏死，特别是还使用水杨酸钠（阿司匹林）或咖啡因时，更容易损伤肾脏。对乙酰氨基酚所生成的毒性代谢产物也会直接作用于骨髓造血系统，构成破坏，有可能诱发血小板减少性紫癜或白血病。宝宝过量服用扑热息痛，还可能引起中枢神经系统的中毒症状，导致嗜睡、大脑损害、神经功能减退等。

Tips 对乙酰氨基酚的推荐剂量为：成人1 克/次，每4小时1次，最大量为4 克/天；儿童和青少年15毫克/千克，每4小时1次，最大量为60 毫克/千克/天（7~12岁儿童最大剂量为2 克/天）。

专家建议

- 给宝宝使用治疗感冒和发热的药物时，不仅要关心每种药物的服用剂量，更要关注每种药物所含的药物成分。特别是在给宝宝服用含对乙酰氨基酚的合成剂时，必须事先详细阅读说明书，清楚剂量再服。
- 避免同时服用两三种对乙酰氨基酚复合制剂，以防服用过量。
- 尽管对乙酰氨基酚服用过量时可能导致严重的肝、肾等功能损伤，但只要不超量、不久服，它仍然是非常安全有效的药物。
- 家长不必因此而过于谨慎，以免患儿得不到及时有效的治疗。

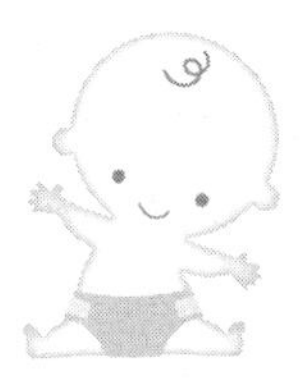

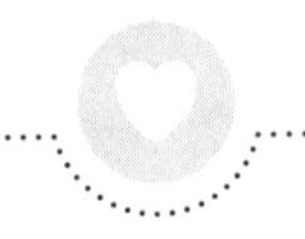

小心鱼肝油补过量

央视3·15晚会上关于“鱼肝油是药品不是补品，吃多了会中毒”的报道吓坏了不少新手爸妈。很多人不禁疑惑：鱼肝油到底要不要吃？不吃的话，宝宝缺钙怎么办呢？

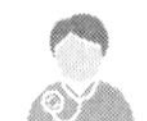
刘跃梅
赣南医学院第一附属医院儿科主任医师

补钙不顶事可能是缺维生素D

常有家长对我说，“宝宝天天补钙，为什么还是缺钙呢？”家长应该明白一个道理：如果宝宝有缺钙的症状，其主要原因可能不是身体缺钙，而是缺乏维生素D，因为维生素D是促进钙吸收利用的主要“帮手”。当宝宝体内维生素D不足时，补再多的钙，也不会被吸收。

很多产妇出院时，医生就给开了一些维生素AD滴剂，也就是鱼肝油，这是带有国药准字号的药品，是安全的。而央视曝光的其实是按照食品加工标准生产的“鱼肝油食品”。药品和食品不同，药品主要用于疾病的治疗和预防，而食品多用于营养和保健。所以，一定要根据宝宝的具体情况合理使用，尤其是缺钙的宝宝。

补充维生素D要适量

一般来说，宝宝出生后2~4周就要加服维生素D，预防缺钙。每天所需维生素D的剂量推荐是400~800国际单位（每天最多不能超过800国际单位，药品包装上有剂量，家长可自行掌握），一直持续到2岁左右。如果2岁时正值冬天，则延长到冬天结束。

在维生素D摄入适量的情况下，为满足宝宝每天钙的需要量，可以补充一些钙剂，尤其是非母乳喂养的宝宝。补充钙剂的时间与补充维生素D基本相同。一般6个月内的宝宝每天需400毫克钙，6个月到3岁的宝宝每天需600毫克钙；3岁以上的宝宝每天需800毫克钙。由于提供的饮食结构不同，每天额外补充的钙量也有差别。要根据宝宝的身体状况具体而定。

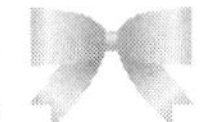

鱼肝油吃多了真的会中毒吗

我们强调儿童期维生素D的补充一定要适量，少了会患佝偻病，多了会中毒。我们接诊过一个6个月的小患者，呕吐3天，前囟隆起2天。当时是奶奶带来的。宝宝的妈妈在外地工作，交待奶奶每天要给宝宝服鱼肝油及钙片。奶奶误以为鱼肝油是补药，每天都给宝宝吃，常一天服3次，服了一个多月后出现以上症状。

出现维生素D中毒的表现还有：厌食、恶心、呕吐、顽固性便秘、腹痛、骨痛、尿频、血尿、尿结石等；有的还会出现精神不振、嗜睡、表情淡漠及产生幻觉等精神症状。发现宝宝维生素D中毒，如果症状较轻，立即停服各种维生素D制剂和钙剂；若症状严重，及时就医。

补充鱼肝油有三大注意

鱼肝油由于剂型、产地及使用原材料的不同导致维生素A、维生素D含量有差别，在给宝宝添加鱼肝油时一定要小心，以免发生意外。

❶ 应征求医生的意见，在医生的指导和监护下，正确选择剂型、用量及使用期限，以防服用过量。

❷ 根据宝宝月龄、户外活动情况以及摄入的食品种类进行剂量调整。一般来说，早产儿应提早添加鱼肝油，随月龄增长可适当增加用量。太阳光中的紫外线照射皮肤可产生维生素D，户外活动多者可以少用鱼肝油。一些婴儿食品，已强化维生素A、维生素D，有规律食用这类辅食者可以减少鱼肝油的用量。

❸ 鱼肝油同时含有丰富的维生素A、维生素D，两者的功能及副作用又各不相同，在治疗佝偻病或夜盲症时，因用量较大，时间较长，应分别使用单纯的维生素D或维生素A制剂，以免导致另一种维生素中毒。在国内，维生素A的急慢性中毒以大城市6个月或3岁的宝宝发病率最高，多因家长长期给宝宝服用鱼肝油所致。

专家建议

冬季户外太阳少，易缺钙，需适当补充鱼肝油。夏天阳光充足，晒太阳多，可促进体内维生素D的合成，一般不需补充鱼肝油。

在服用鱼肝油的过程中，要观察宝宝的大便，发现有消化不良现象时应适当减少用量，待宝宝适应、大便正常后再逐渐增加服用量。

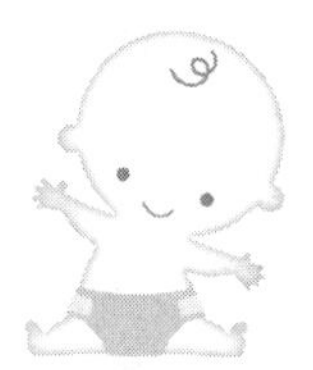

妈妈们一定要熟悉的中药

我有一个可爱的4岁女儿。因为学医药出身，所以照顾起女儿来也格外细心，尤其当女儿出现一些小状况时，我会用一些中药，内服外用，很多时候就能药到病除了。

方新华
杭州市中医院中药房药师

金银花：防痱子

女儿皮皮半岁左右时，赶上杭州最热的高温天，小家伙长了一身痱子。当时花露水、痱子粉都给女儿试用过，但效果不太明显。后来天天喝绿豆汤，有了一点效果。

不过，我没有就此打住。为了皮皮，一定要捣鼓出一种更方便、更有效的防痱、祛痱的方法。我脑中闪过一味中药金银花，这味药有很好的清热解毒的功效。于是，开始用金银花煮水给皮皮洗澡，用了几次后，痱子居然完全被控制住了。

使用方法 取金银花3~5克，用水煮沸，再用小火慢慢熬一段时间后，冷却成温水，将水倒到洗澡盆里，像平常给宝宝洗澡就行了。

生地黄：缓便秘

便秘，家长那个愁闷劲不亚于自己也得了这毛病。不敢给宝宝吃泻药，也不敢常用开塞露，但我们可以多给宝宝用生地黄泡水喝。

生地黄是一味养阴润燥的中药材，通便功效很神奇，在香蕉都没效果的情况下，就可以给宝贝用这味中药。

使用方法 取2~3克生地黄，加入沸水煮开，放温后给孩子喝。

白菊花：祛肝火

说到便秘，不能不说白菊花。菊花能清肝明目、疏散风热，对于肝火很旺的宝宝非常好用，能祛火气，帮助排便。对男宝宝尤其适用，因为中医认为，男宝宝的体质属于肝阳上亢型的纯热之体。

使用方法 直接用菊花泡水给宝宝常饮。

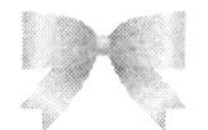

鸡内金：消积食

很多人印象中的中药，就是一堆花花草草。其实动物身上也有不少好药，比如应付宝宝积食的鸡内金。

鸡内金就是鸡“胃”里的一层金黄色角质内壁，趁湿剥离，洗净、晒干，生用或炒用都行。鸡内金含有较强的消食化积的作用，并能健运脾胃。皮皮最爱吃肉了，最近带她去吃烤肉，她一口气吃下很多肉串，结果回来就喊肚子胀死了，连水都喝不下。我就拿出了我的宝贝中药，这些鸡内金平时都是晒干了放在罐子里的，关键时刻才一显身手。

使用方法 将鸡内金炒焦了，然后加点山楂，一起煎成水喝。若治食积不化、腹胀腹痛，还可与山楂、麦芽、青皮等同时煎水使用。

川贝：止咳嗽

感冒、咳嗽是每个宝宝都逃不过的常见病，宝宝都是纯阳之体，“最宜清凉”。对于宝宝的呼吸系统疾病，主张多用清凉的药，少用温燥的药。川贝润肺止咳、化痰平喘、清热去痰，如果宝宝咳嗽有黏痰，用点川贝最适合不过。

使用方法 把梨切片，将川贝研成粉末，放在水里一起煮30分钟左右即可。还可在梨上挖一个小孔，装上少许川贝蒸食，效果一样。梨有清凉的功效，且口味清甜，非常适合宝宝咳嗽时吃。

乌梅：解暑热

小朋友们一般都喜欢喝甜饮料，皮皮当然也不例外。市面上的饮料我们几乎从不购买，一则喝太多甜的不好，容易上火，二则很多饮料里面都添加了色素、防腐剂。我给皮皮做乌梅冰糖饮，酸甜适口，解暑消渴，对胃肠不适、容易恶心呕吐的小朋友，还能起到生津止吐的作用。而且现代药理研究证实，乌梅还有抗菌的作用。

使用方法 乌梅6～12克，冰糖15克。先将乌梅洗净，然后放入锅中加水适量煎煮，煮沸后10分钟，再加入冰糖煮20分钟，冰糖化后即成。

还有哪些中药适合宝宝：

陈皮：泡水喝，能够解除小儿脾湿气滞、不思饮食、呕吐、呃逆等症。

山药片：可以熬粥、煲汤，能补脾养胃、生津益肺、补肾填津，对于尿频、肺虚干咳、消瘦乏力、食少便溏的宝宝非常适用。

石榴皮：晒干后用它来泡水喝，能够治疗久治不愈型的小儿腹泻。

麦冬：味甘、微苦、性微寒，有润肺止咳、益胃清心等作用，还含有葡萄糖、果糖、维生素A等成分。可用于夏日宝宝上火、睡眠差、易惊醒等症。

专家建议

推荐的这些中药，单味的直接可以从药店里购买，现买现用，以保持药材的新鲜度。中药购回后，可以用清水冲洗掉表面的浮尘。如果是口服中药，最好用砂锅煎煮，千万别用铁锅，以免药性发生变化，甚至中毒。

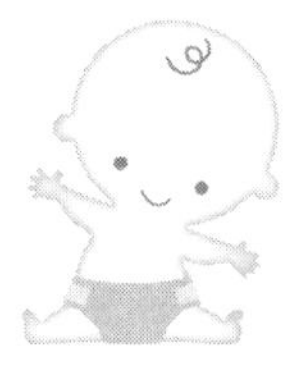

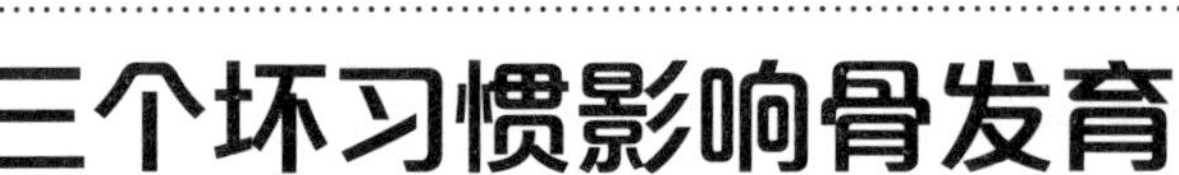

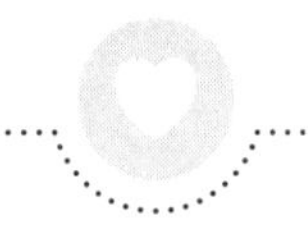

三个坏习惯影响骨发育

每位妈妈都希望自己的宝宝有一个挺拔的身姿，但有些常见的生活习惯可能影响宝宝的骨健康！这是医生临床经验的总结。当然，形成疾病的原因有很多，家长也不用太紧张，哪方面做得不够好，及时纠正就行。

邓京城
首都儿研所骨科主任、主任医师、教授

同床睡 → 斜颈

宝宝就是有这个牛本事，即使闭着眼睛也能用嘴找到妈妈要奶吃。我们总提倡宝宝和妈妈分床睡，是为了避免妈妈捂着宝宝，其实母婴同床还有一个坏处，就是宝宝会自然地长时间面向妈妈的一边入睡。

长此以往，这种一边侧的睡姿会使宝宝的头、面部习惯性地向一侧倾斜，形成习惯性或姿势性斜颈（一侧脸大一侧脸小），俗称“歪脖子”。姿势性斜颈一般都是由于不良睡姿、抱姿、哺乳习惯或一些眼科异常影响形成。采用左右交替哺乳或平卧睡姿，一般情况下可自行缓解。

但是如果发现宝宝在出生两周左右出现头面部总倾斜向一侧颈部，则需要警惕宝宝的一侧颈部是否有肿块，一旦有可以感触到的坚硬肿块需要及时去医院就诊，这极有可能是先天性肌性斜颈。

支一招：宝宝能独睡最好，或者妈妈勤换方向睡。

牵手走 → 肘脱臼

宝宝开始学走路了，听说学步车对身体发育不好，还不安全，那就家长亲自弯腰牵着宝宝走吧。可是如果总是牵一侧的手，或者太过用力，也会有问题。

宝宝骨骼硬度差、弹性大。尤其2岁以下宝宝刚学会走路，家长长时间单侧向上牵领走，宝宝重心易发生偏移，这对骨骼发育不利。由于宝宝肘部桡骨小头的环状韧带薄弱，家长在拉着宝宝的手进行学步的过程中，如果出现了摔倒的情况，或者猛然牵拉宝宝的胳膊时，也易发生桡骨小头半脱位。

这种情况最易发生在2岁~5岁的儿童身上，拉着他散步、爬楼梯甚至是脱衣服的时候都会发生。若是遇到这样的情况，应该及

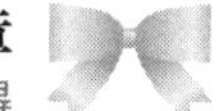

时就医，医生一旋转、一复位，就好了，但要是宝宝脱臼的次数多了，复位就困难了，将来还有可能影响他的韧带发育。

很多年轻的父母喜欢跟宝宝玩“荡秋千”的游戏，这是个“危险动作”。

支一招：左右手交换、轻轻领着宝宝的小手。

早走路 → O型腿

“二抬四翻六会坐，七滚八爬周会走。”这句俗语说的就是1岁以内的宝宝大动作的发育规律：二抬（头）、四翻（身）、六会坐、七滚、八爬、九扶立、周（周岁）会走。不过，很多妈妈对于宝宝学走路都比较心急。

别家宝宝都能自己走路了，咱也抓紧练吧。有些父母把宝宝能够独立行走看成是可喜的开端，在宝宝还没有准备好时就早早地锻炼他站立、行走。

过早地站立与行走会对宝宝的骨骼发育造成一定影响。由于宝宝出生时骨骼正处于发育时期，没有完全钙化，包围在骨骼外面的是一圈软骨，宝宝1岁以内就学着走，由于站立不稳，就会向内或向外用力，导致两边软骨发育不平衡，时间久了，容易影响腿部骨骼发育，出现膝内翻或膝外翻，即常见的O型腿和X型腿。

支一招：放松心态，宝宝想走时拦都拦不住。

专家建议

爬、坐、站立及走是宝宝生长发育的几个步骤，与身体的生长有密切关系，不可任父母的意愿控制。只有按婴儿发育的规律适当学爬、坐、走才是符合科学规律的，对儿童健康是有益的。如果违背了发展规律，将会适得其反。

坐时背部凸小包很正常

宝宝坐下时后背会凸起小鼓包，因为这个来就诊的家长可真不少，以为脊柱上长了东西，其实，这是正常的椎骨的棘突，较瘦小的宝宝更易显现。

1周岁以内的宝宝，刚刚学会坐，背部肌肉还不发达，所以坐起时很容易出现含胸、驼背，弯腰时后背会有一节一节的脊椎棘突隆起，这都是骨骼发育的正常现象，随着宝宝年龄的增长和脊柱的发育，这些现象会慢慢消失。

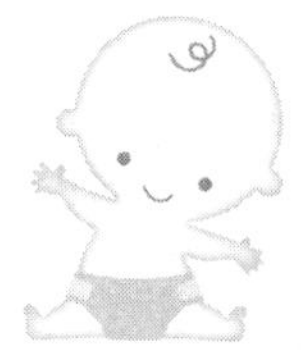

别代替宝宝成长，身体知道答案

宝宝是有灵性的，家长们要善于发现自己和宝宝自身的灵性。这句话，从一个医生的嘴里说出来有点奇怪。医生都是崇尚科学和循证医学的，为什么我却忽然关注了这虚无的灵性。这是因为很多临床案例让我看到了灵性的存在。

刘海燕
西安交通大学医学院第二附属医院儿科主治医师

宝宝的身体会说话

越小的宝宝越有灵性，越小的宝宝越接近真相，越小的宝宝说出来的话越能给你启示。

你是否观察过新生儿存在的状态？他们是灵性最高的个体，引导我们展现出无条件的爱。无论当下的你多么烦恼、多么烦躁，他们用身体告诉你，面对他们，只有爱。可是我们很多家长只会无知地爱，看不到宝宝的身体带来的启示。

每天我都能看见充满各种恐惧和担心的家长，他们忘记了宝宝天生拥有的吃喝拉撒的本能。他们担心宝宝不会吃奶、不知道饥饿、不知道拉屎。我说的一点都不夸张。

我经常看到混合喂养的宝宝，因为经常呕吐前来就诊。宝宝的妈妈明明有奶，因为害怕宝宝饿着，吃完了母乳还要补充牛奶。看到宝宝不吃，揪揪宝宝的耳朵："宝贝，再吃点！别睡着了。"看到宝宝的肚子圆圆地鼓了起来，看着宝宝打着饱嗝甚至吐出几口，家长才露出满意知足的微笑"太好了，这次吃饱了。"

几天前，一个小女孩被一大家子人簇拥着抱到了医院，他们就诊的理由是："宝宝最近感冒后明显不吃饭了，会不会导致宝宝营养不良。"

我对焦虑的宝宝父亲说："你感冒后难道会特别想吃大鱼大肉，山珍海味？我们的身体是有智慧的，身体病了，各个系统需要休息，利于身体康复，病后吃少了是身体正常的反应。"

我很奇怪，从何时起，如今很多家长的思想会突然穿越到了很久很久以前的"困难时期"。他们竟然会担心宝宝不吃饭、宝宝吃不饱、宝宝会饿着。

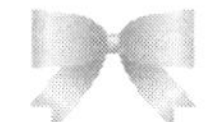

每天一个鸡蛋引起的腹痛

一次，一个经常腹痛的宝宝被带到了我的门诊，宝宝因为腹痛了很久前来就诊。看到宝宝做的一大堆相关却没有问题的化验单，我一下子意识到，这个宝宝很有可能是因为食物不耐受引起的腹痛。经化验，宝宝对鸡蛋不耐受。她的妈妈说，他们家族有个习惯，不是one day one apple,而是one day one egg。真吓人，宝宝从生后5个月开始，每天一个鸡蛋。他们认为，这是健康的饮食习惯。

我不是营养专家，不能拿出多少证据说一周吃几个鸡蛋好。但我知道，找我看过敏的很多宝宝都存在鸡蛋不耐受甚至过敏。这个宝宝经过一段时间忌口后，宝宝的病情明显减轻。我曾经和崔玉涛教授在西安一起吃过饭，他对我说："国外儿童餐饮习惯是一周吃2个鸡蛋，这样营养足够了。"当然这是针对不过敏的宝宝而言。

别代替宝宝成长

宝宝因我们而来，不是为我们而来。很多时候，他们是来帮助我们成长的，然而很多时候，我们低估了他们自身的能量和灵性，不知道真相，凌驾于宝宝之上，对宝宝指手画脚，代替宝宝成长。

外在的一切，很多时候都是幻象，它引导我们过度地向外看，我们时时刻刻被外在的东西所吸引，很少能静下来关注内心。我很喜欢"鸡蛋从外向内打破是食物，鸡蛋从内向外打破是生命"这句话给我们的启示。

专家建议

希望大家都能向内看，看到身体给我们的启示，看到我们身体上的灵性启示。很多时候，身体真真切切地会给你正确答案。

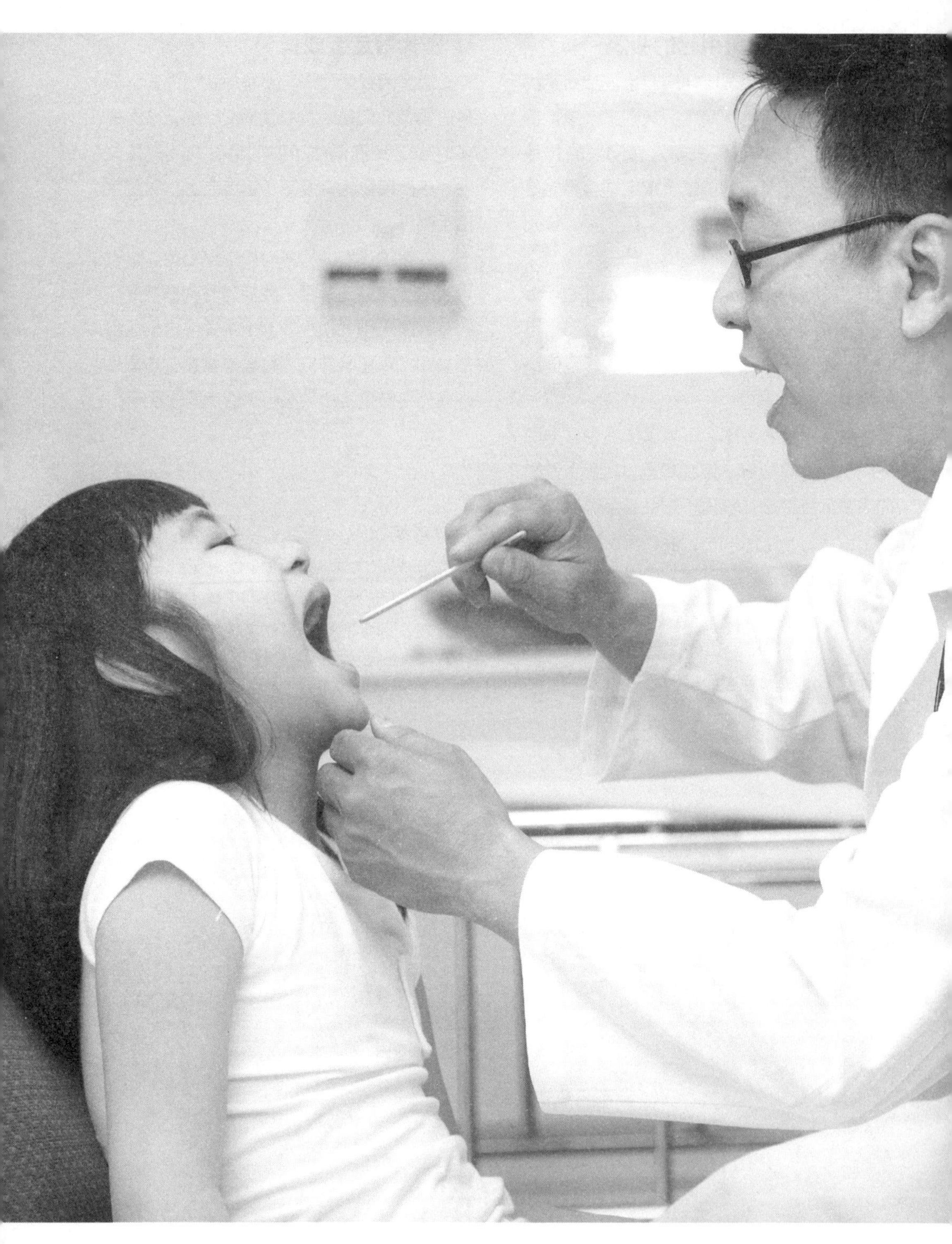

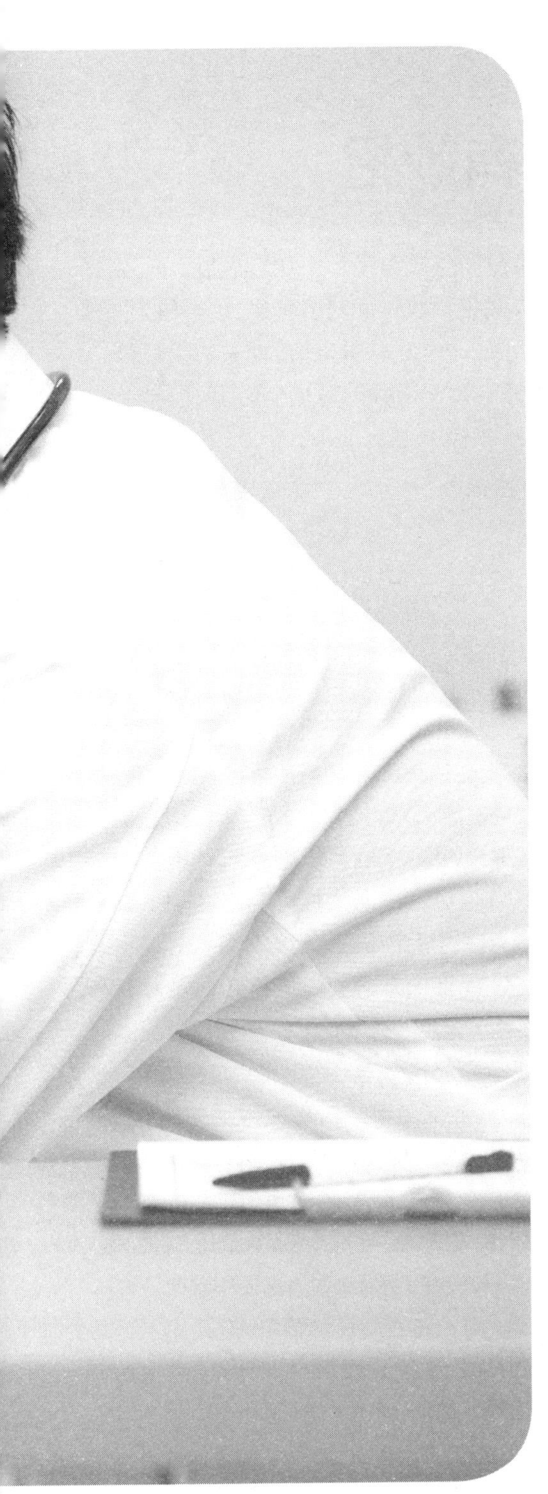

03

第三章
医生自述，教你怎样养宝宝

什么样子的妈妈是合格的妈妈？是那种宝宝病了，整天抱着去医院打点滴，顾不上自己喝一口水、吃一口饭，眼巴巴地盼着宝贝快些好起来的妈妈么？No，这样的妈妈一定是育儿考试不及格的妈妈。很多人一定觉得医生的宝宝很少生病，比一般的宝宝更健康，其实并非如此。医生的宝宝和所有的宝宝一样，也会得各种各样的病。但是他们面对生病的宝宝却和我们不太一样，让我们一起看看这些医疗专家是怎样来照顾和抚养自己宝宝的，相信他们的宝贵经验对我们更实际，也更有用。

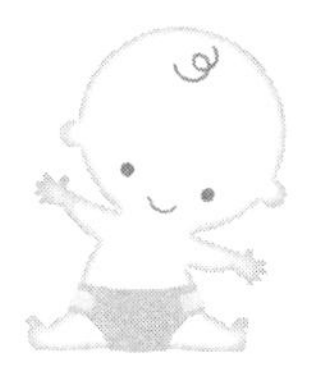

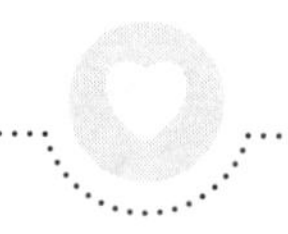

宝宝生病，我有妙招

女儿贝贝一岁半了，从出生到现在，除得过新生儿黄疸、一次红屁屁、一次发热、一次腹泻外，还从未生过大病。作为儿科医生，我常面对各种患儿，所以很庆幸贝贝在健康方面很少让我操心。在我看来，除一些特殊的与遗传相关的疾病外，宝宝生病和家长的照料息息相关。下面就和大家分享一下我的育儿小窍门。

蒋艳玲
湖南省儿童医院皮肤科主治医师

宝宝红屁屁别用痱子粉

去年夏天，可能因天气热、换尿布不够及时，贝贝的尿布区、臀部、肛周都有红斑，好在发现及时，勤洗澡，并及时擦干，没有更严重。那以后，我给贝贝洗澡时，会将皱褶部位完全敞开洗净，并及时更换衣服、尿布，尽量保持皱褶部位的干燥，贝贝便再也没红屁屁了。

经验分享：当宝宝的褶皱部位出现红斑时，我没像很多家长那样，一个劲儿地擦痱子粉，虽然痱子粉有干燥作用，但把它擦在易出汗的褶皱部位，痱子粉会结合汗液，形成细小颗粒，对宝宝皮肤造成摩擦和刺激，反而会加重红斑。

接种致低热：首选物理降温

贝贝第一次发热发生在8个月大时，接种第一针流脑疫苗的当天晚上，凌晨时分发现她发热，测体温为38.5℃。婴幼儿发热，先考虑感冒，即上呼吸道感染，包括流涕、咳嗽，因贝贝无以上症状，且为低热，则考虑为注射疫苗所致，给物理降温（温水擦浴、冷毛巾敷额头、退热贴、多喝温开水等）。

经验分享：家里备了宝宝双面枕头，一面为平时睡觉用，一面为冰枕，给她用了一小时冰枕，体温就慢慢降下来了。

婴幼儿腹泻：不脱水就继续吃喝

贝贝在6个月大时，出现一次腹泻，持续一周，每日解黄稀便4~10次，因无发热、脱水现象，大便中不带脓血，考虑为病毒感染所致，给予“妈咪爱”等以调节胃肠道功能，并适当减少辅食，清淡饮食，一周即康复。

经验分享：80%的婴幼儿腹泻由病毒感染引起，主要为轮状病毒，其次为肠道病毒。如无脱水现象，应继续饮食：母乳喂养的宝宝继续给其哺乳，暂停辅食；人工喂养的宝宝可喂等量米汤或稀释的牛奶，由米汤、粥、面等逐渐到正常饮食。有严重呕吐者可暂时禁食4~6小时（不禁水）。

ABO溶血病：O型妈遇上A/B型孩儿

我是O型血，孩子爸是AB血型，孩子可能为A或B型，而ABO溶血病就主要发生在母亲为O型而胎儿为A或B型时。孕期检查，我就得知贝贝发生溶血的几率很高，在医学上没任何措施可阻止溶血的发生，只盼症状能轻微。果然，贝贝出生24小时内即出现黄疸。不过，此病多为轻症，通过光照疗法，贝贝的黄疸慢慢退了。

经验分享：宝宝出生后24小时内发生黄疸，需考虑病理性黄疸。主要病因有感染性（新生儿肝炎、新生儿败血症）、非感染性（新生儿溶血病、胆道闭锁、母乳性黄疸等）。

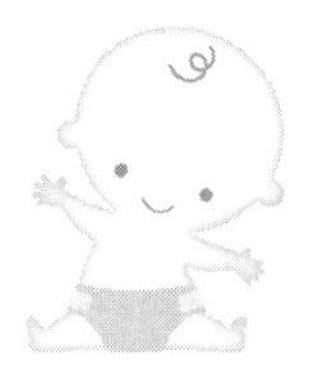

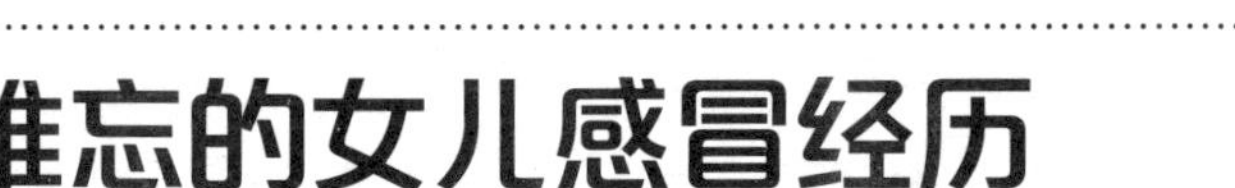

难忘的女儿感冒经历

宝宝发热了，家长会担心一系列的问题：会不会烧坏？该不该用药？该不该就医呢？下面是我护理女儿感冒的经历，或许对您有所启发。

冀连梅
北京和睦家医院药师

宝宝发热先物理降温，别急着吃药

记得有一年早春下了一夜雪，早上我们带女儿嘉嘉去玩雪，结果，光顾着准备玩雪工具，忘了给她带换穿的衣物，尤其是鞋子。早春的雪化得快，等我注意到她的鞋子湿了时，估计已有一会儿，马上带她回家换鞋。傍晚时，嘉嘉就不舒服，嘉嘉爸摸了下她额头，说很烫，给她量了体温，38℃。小姑娘发热了。

看嘉嘉发热，姥姥着急了："快吃点药吧，别把宝宝脑袋烧坏了。"

我安慰她："发热烧不坏脑袋，体温还不太高时，先给她物理降温，体温超过38.5℃再考虑吃退热药，吃药也不是为了防止烧坏脑袋，而是怕烧得太高，宝宝会高热惊厥进而抽搐。"

体温持续上升超过38.5℃再吃退热药

我帮嘉嘉洗了温水澡又喂了水，安顿她睡下。她睡得不安稳，体温不久又上来了。嘉嘉爸发现她额头发烫而手脚发凉，也不淡定了。

我安慰他："宝宝有明确病因，玩雪着凉了，基本上就是病毒性感冒，发热是她身体的自我保护。头热脚凉是正常现象，头上血管丰富，致使局部温度高。又因宝宝心脏搏动力量较弱，发热时更多的血供应重要器官，到达手脚末端的血流就少。"我把嘉嘉身上的被子往下拉了点，帮她散热，同时用被子盖上了她发凉的手和脚。

半夜，小姑娘烦躁地醒来，我再次量了她的体温，38.7℃。我马上把准备好的退热药泰诺林按她的体重每千克15毫克算好剂量，并折算成毫升数喂给她吃，又喂了些水，用温热的毛巾帮她擦身上、腋下、脖子等发热处。很快，小姑娘就又睡着了。

第二天，她还是有些低热，但精神状态还好，我就继续把她留家观察。夜里体温再次升到38.5℃以上，又给她喂了一次泰诺林。

消炎药不能随便吃

第三天，她继续白天低热夜里高热，还开始咳嗽。姥姥拿出自己吃的止咳药甘草片说：“万一咳出肺炎怎么办？给她吃半片吧。”

“妈，孩子不是大人的缩小版，她的肝、肾等还没长成熟呢，大人药减半给她吃是非常不科学的。咳嗽是咳不出肺炎的，你看她咳嗽时还有痰，要是吃了止咳药，痰咳不出来，倒有可能感染到肺导致肺炎。”我理智地制止了姥姥。

“可她咳嗽时会咳到吐，不严重吗？”嘉嘉爸也不失时机地表达他的忧虑。

我又解释：“咳嗽是需呼吸肌参与的动作，儿童的呼吸肌发育还不成熟，还不能很好地完成咳嗽这个动作，往往需要呕吐这样的动作来协助咳嗽把痰排出，因此小朋友咳到吐的情况很常见。”

“我看还是得吃点消炎药，邻居家宝宝咳嗽，吃了头孢就好了。”看得出，姥姥实在看不惯我们不给嘉嘉吃药的做法。

为缓解她的担忧，也为排除感冒可能导致的并发症，我决定带女儿去医院，但先说明：“头孢属抗生素，是处方药，是否吃得医生诊断后决定。如果感冒后有细菌感染的并发症，就要吃，如果没有细菌感染乱吃头孢，反倒把身体里的好细菌杀死了，免疫力就下降了。”

我们在嘉嘉发热的第四天去了医院，医生诊断是“急性上呼吸道感染（即感冒），没并发症”，嘱咐回家护理。这下，他俩都放心了。随后几天，在我们的护理下，嘉嘉很快恢复了健康。

发热是怎么一回事？

发热是人体的自我保护机制之一，是人体在调动免疫系统来对抗感染的过程中表现出来的一种症状。

体温的高低与疾病的严重程度不成正比，个人的体质不同，体温调节的敏感度也会不同。有的人轻微感冒就能烧很高，有的人即使严重感染了也不见得有很高的体温。

在绝大多数情况下，发热是由于感冒、耳朵感染或者支气管感染等引起的。这里说的“感染”可能是病毒感染，也可能是细菌等其他病原体感染。

使用退热药只是缓解发热这一症状，不能治疗引起发热的感染本身，也就是我们常说的“治标不治本”，即退热的过程并不意味着疾病的好转过程。

比如普通病毒性感冒，吃退热药就能退热，几小时后体温又再次升高，这是正常现象，反复高热3~5天很常见。

如果是感冒病毒引起的感染，病毒在人体内有个生命周期，一般5~7天身体会自主将病毒清除，不需要药物去对付病毒，也没有有效的抗病毒药物可以使用。

如果是细菌等病原体引起的感染，则需要在医生的指导下合理选择抗生素等药物进行“治本”的治疗。

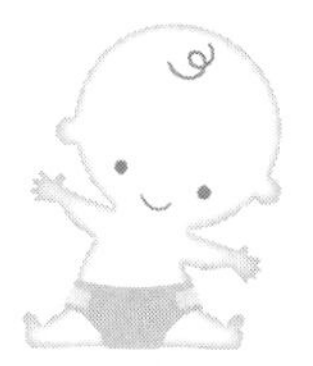

退热，难在家长观念转变

学医出身的妈妈，遇到宝宝感冒发热，一样会着急上火，乱了阵脚。前不久宝贝女儿生病了，这一次带着宝宝与疾病“斗争”的经历，收获了经验，也有不少的教训。然而最遗憾的就是，让宝宝失去了一次宝贵的锻炼自身抵抗力的机会。

戴秀娟
河南省中医院

记录：宝宝生病过程

刚把一岁多的女儿从老家接回来，她就病了。

起初只是流清涕，我想，感冒是自限性疾病，一个星期左右自己就好了。第二天宝宝开始咳嗽，我还算镇定，咳嗽也是机体的自我防御措施，多喝水吧。傍晚宝宝开始发热，不到38℃，我没给她吃药，不想人为破坏宝宝自己的防御措施。

但这一夜，我几乎没有合眼，夜里明显感觉她的体温在上升，并且开始腹泻，我不那么镇定了。

第2天，抱宝宝到了医院，大夫开了3天的药，可症状毫无好转。

第5天，老人坚持带宝宝再来医院，抽血检查未见白细胞增加，说明没炎症。但宝宝已经开始打蔫，最终在我的犹豫和老人的坚持下，还是给宝宝输了抗生素和激素。

反思：我的悔与悟

3天的液体输完了，宝宝退热了。但我心里一直很抗拒，血常规检查明明没有用抗生素的指证，还是给她用了抗生素和激素，这样肯定有效果，但会给宝宝的免疫系统造成很大的损害。更何况，算算宝宝生病也就一周多的时间，如果不用抗生素，吃点对症的中成药，可能也就扛过去了。

我想有很多和我相似的父母，即便学医出身，遭遇宝宝高热不退时，一样会乱了阵脚，就算自己能挺住，家里的老人也不愿意。有句话说：“高热的治疗，难的不在于用药，而是患儿家属观念的改变。”发热是机体的防御反应，如果一发热就立刻退热，会让宝宝的抵抗力失去了一次锻炼的机会。

既不能盲目死扛，也不能只求立竿见影，当家长的，要科学育儿，心理还要足够强大啊！

总结：经验与教训

经验一：喂中药可以加点冰糖

宝宝输完抗生素没半个月，又一次咳嗽、发热。这一次，我坚决没带她去输抗生素，而是选择了中医，吃了5天中药，症状全无。我想喂中药难是很多家长最后放弃中医治疗的重要原因，我的经验是在中药里加冰糖，总之能让宝宝全喝下去就行，这样才能有效。

经验二：感冒初起葱白水有效

宝宝还在流清鼻涕的时候，我给宝宝做了葱白生姜红糖饮，收效很快。切一段大葱根部的葱白，约手指头那么长，再加入几片生姜，适量红糖，水100毫升，煮约15分钟，分几次让宝宝喝下。但是，一旦病情发展，仅靠这些小方子是起不到治疗作用的，必须配合药物治疗或及时去医院，以免贻误病情。

教训一：宝宝厌食别勉强喂食

生病之前，宝宝有厌食、大便秘结的表现，我没有及时意识到这是宝宝要生病的征兆，还勉强她吃饭。要知道宝宝一旦食积，抵抗力就会下降，稍不注意就会生病。如果我能及时给她消食，也许宝宝就能免于生病。所以在有消化不良的苗头时，就及时采取措施，确实可以有效防止生病。

教训二：别一味相信体温计

宝宝第一次生病，家里的体温计每次测体温都没有超过37.5℃，可宝宝明显地面红、手足心热、烦躁不安。我后来想可能宝宝基础体温就很低，或体温计失灵。所以，家长不应过多注意体温计数值的高低，而应关注宝宝在发热过程中的双足冷热及神志的变化。

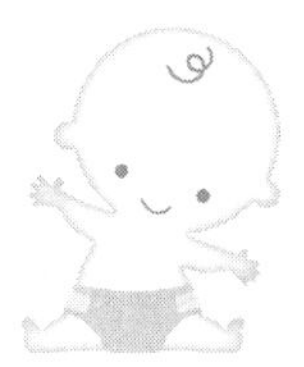

带孩子看病，请相信你的医生

我是一名消化科医生，同时也是一名10岁孩子的母亲，当我碰到自己孩子生病而无法自医时，我选择充分信任专业的医生。

严　瑾
四川大学华西医院消化内科

孩子一宿腹泻，我束手无策

去年春节前的大年二十八，儿子开始说肚子不舒服，不想吃饭。我给他用了点藿香正气水、黄连素，当天晚上他好像好一些，我就没太在意了。

除夕晚上全家团圆，他精神萎靡，不思饮食，闹着要回自己家。回家后我又给他服用了黄连素和抗生素，但他仍然病病殃殃的样子。

当天晚上儿子一直折腾，发热、腹泻，喝水，吃药，整晚难以入眠。体温持续在40℃以上，反复水样泻。作为消化科的医生，我把我能想到的治疗腹泻的药都给他用上了，仍然不管用。他不吃不喝，只管拉肚子。看着半夜三更披着一件外套坐在冰冷的马桶上，拉得脱水，尖脸大眼好像瘦了一大圈的儿子，我心疼万分。

病情愈加严重，我彻底崩溃

第二天早上是大年初一，我们一家来到华西附二院看急诊。本以为肯定门庭稀落，却没想到有很多家长和病恹恹的孩子。老公背着儿子去验了血和大便，血象和C反应蛋白很高，大便除隐血弱阳性外其余为阴性。

我向医生提出是否可以输液补充点水分，医生看了看还能勉强站直在他面前的孩子说，不用输液，回去吃药，给你们开点补液盐口服补液吧。我看看周围一堆抱着宝宝坐在凳子上输液的家长们，叹了一口气，让老公背着孩子回家了。

当天晚上儿子大便失禁，不得不裹上尿不湿。一晚上我不停地陪他上厕所，换尿不湿，服退热药、止泻药、抗菌药、补液盐，喝进去的水远没有拉出来的多。

我不知道他到底感染了什么细菌或者病毒，只知道我已经束手无策了。我也明白为

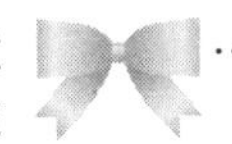

什么在病房里常常会有别的科室的医生会因为患者腹泻请消化科医生会诊了。我甚至恐惧地想到：会是霍乱吗？菌痢？都不像啊！联想到前几天家里不明原因死去的那只仓鼠，儿子用手拿着它出去扔了。难道是因此感染了什么不明原因的病毒？

看着我六神无主的样子，老公还不以为然，说："不过就是拉肚子嘛，你一个消化科的医生还不会医？我们科室的老李说了，他女儿小的时候拉肚子，他总是给她服用几粒黄连素和痢特灵就好了。"我一下子发火了，说："你会医？你来医！黄连素？我天天给他吃没管用！痢特灵？你给我去买呀，早停产了！"我还义正词严地教育他："你以为拉肚子是小事？我正因为是消化科医生，我见多了，有拉肚子拉死了的病人，还什么原因都查不出来的。明天必须给我去输液！"

孩子送进急诊，交给医生处理

我们把孩子送到离姥姥家最近的双流县第二人民医院。儿科急诊医生见到孩子的情况，立刻将他收进院。老公不解："为什么附二院的医生还说不需要输液呢？"我说："附二院？没病得很严重哪有床位住院？"我对值班的小医生说，我是华西医院消化科的医生，我的儿子发热腹泻，情况越来越差，我不知道怎么治了，交给你们处理吧。

他们到底诊断病毒还是细菌感染？选用什么样的抗生素？怎样补充水和电解质？我强忍着自己不去过问。我相信他们在处理小孩腹泻方面应该比我强。

虽然液体补进去，孩子脱水的情况有所改善，但孩子还是一度发生气紧、呼吸困难，医生紧急安置心电监护和吸氧；期间又出现腹痛、血便，急诊安排腹部彩超排除有无肠套叠。

我从医生变家属，孩子病情逐渐好转

无论如何，我觉得我不是孤军奋战了。我把医生的角色还给了他们，发生什么问题让他们去给我想办法，我只做好家属该做的事情：换尿不湿、煮稀饭米汤喂孩子吃。

当然我也会运用我的专业知识，在他们怀疑肠套叠的时候，我虽然私下判断是剧烈腹泻后肠黏膜损伤所致，但仍然乖乖陪儿子去做彩超以进一步排除。在向彩超医生介绍病情时我也比较专业："先水样泻。腹部是软的，没有压痛。"

孩子的体温逐渐控制下来了，腹泻次数减少了，可以吃点东西了。住院5天后，病愈出院了。刚好一个春节过完。老公嘀咕："什么原因都还没查出来，就出院了？"我眼睛一瞪："查不出原因来的病例多了去了。你以为医生都能弄清楚原因啊！你再住一个月都查不出原因。回家去！我现在有把握把他调理好了！"

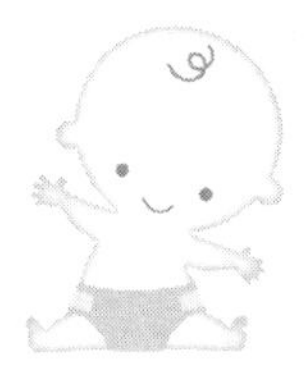

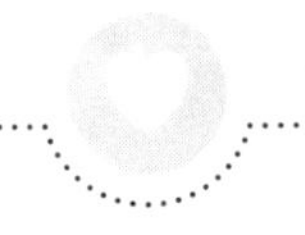

一个医生老爸的育儿经

“我的孩子一天一个海参！”生活中，有不少家长如此标榜自己有多疼孩子，岂不知，有多少孩子因此而营养过剩；还有的孩子，一发热就给打吊瓶，曾见过一个才出生25天的新生儿因咳嗽已打了20天抗生素！作为一名医生，同时也是一名父亲，我想在此分享一些育儿保健体会，希望对家长有所帮助。

王海泉
山东省立医院推拿科副主任医师

保健：抚触加推拿

第一个体会就是小儿保健的作用，小儿抚触疗法和小儿推拿的密切结合，对小儿非常有效。

婴儿抚触来源于西方，它的英文名叫Touching，是指经过科学指导，抚触者通过双手作用于被抚触者的皮肤和部位，进行有次序的、有手法技巧的抚摸，让大量温和的良好刺激通过皮肤的感受器，传输到中枢神经系统，并产生一定的生理效应。它能促进婴儿体重及免疫力的增长。

在小儿推拿过程中，我把小儿抚触的一些手法和思想，贯穿到了其中。在小儿推拿前，进行几个简单的抚触手法，可起到与小儿交流情感、减缓小儿对医生的恐惧、调动气血运行、促进小儿推拿疗效的作用。

我建议家长掌握一定的小儿推拿和小儿抚触的方法，这很有必要。

吃饭：十厘米理论

医生老爸的第二个体会就是，粗放式喂养好。我楼下有一个宝宝看起来1岁多，而实际上快3岁了，家长说，宝宝不爱吃饭，每次都要喂两小时。

很多人都有这种体会，若是你想吃一样东西，慢慢去吃，慢慢去品，就会很香。而如果旁边几个人轮着向你嘴里塞，你就吃不出香味来了。

宝宝也是如此。这一口还没咽下去，下一口又塞上了。这样的话，宝宝能觉得饭很香吗？能吸收好吗？吸收不好，下一顿还想吃吗？长此以往，他的食欲就这样慢慢被消磨掉了。

我有个建议，就是喂饭时，一定不能喂到宝宝嘴里，尤其不能塞进去。喂的时候，

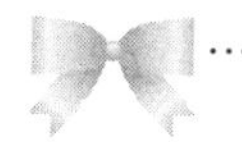

一定要停在离宝宝嘴十厘米的地方。无论多大的孩子，坐还是站，他想吃时，十厘米的距离，一探身子就能够得着。而且，有了这十厘米的距离，当宝宝看到，再反应过来的瞬间，他的唾液腺、胃液及一些消化酶都被分泌出来了，他嚼起来也香，消化得也好，吸收得也好。

穿衣：伸手知冷暖

医生老爸的第三个体会是别给孩子穿太多。现在的孩子，缺衣少穿的几乎没有，而更多的感冒，不是冻出来的，是热出来的。家长给孩子穿得太多，孩子出了汗，再不当地减衣，就易受凉。

给孩子穿衣服，怎么才合适呢？我有个建议，有个词叫“伸手知冷暖”，就是把手伸到孩子的脖子下边，摸一摸后背上有没有汗，是凉还是温？如果伸手进去温乎乎的没有汗，这就是最合适的。一旦汗多，抓紧时间给他减。一般体质的孩子，应该比父母穿得略少一点，晚上睡觉盖得略薄一点，因为孩子是纯阳之体，气血很旺盛。

“伸手知冷暖”，包括晚上孩子睡觉时，盖得多了或少了，伸手摸一摸他的背上是不是有汗就知道了。如果有汗，就减一减，也避免他夜间蹬被子。

卫生：无菌未必好

第四个体会就是孩子不要太讲卫生。前几天看到一个洗手液的广告：孩子在外边踢足球，手上身上脏乎乎的全是细菌，老师和家长都说这些细菌很有害，然后经过洗手液清洗后，细菌没了，这就成了所谓的“健康”。

实际上，我们每个人的肠道当中有很多细菌，而细菌和病毒这些微生物，在我们的生活环境中，更多的是有益的，只有很少一部分细菌和病毒在身体特定的情况下才会成为致病因素。

适当接触所谓的有害因素，更有益于孩子自身免疫力的产生。最简单的例子就是种痘。为什么要强制性种痘（注射疫苗）呢？疫苗就是一种经过灭活处理的致病物质，但它经过处理后会刺激人体产生足够的抵抗力。

我的孩子在家吃饭时，食物掉到桌子上，她会立刻捡起来放进嘴里，对此我没刻意去纠正她，她有自己的抵抗力去对抗一些不好的细菌。

鼓励：多贴正标签

第五个体会就是少给孩子贴负面标签。比如说，孩子不爱吃肉，或蔬菜，或水果，也许他只是最近胃口不好，并不是对这些不感兴趣，但你早早地给他贴上这样的标签：我的孩子不吃肉。对孩子来说，这是一种心理暗示，当他想吃肉时，他就感觉“爸爸都说我不吃肉了，再吃似乎不合适”，渐渐地，孩子就真的不喜欢吃肉了。

我经常听很多家长交流时，不自觉就把标签贴到孩子身上：我的孩子特爱感冒，我的孩子动不动就流鼻涕，动不动就发热。从心身医学来讲，这种暗示也会起到一定的“致病”作用：“我怎么还不感冒呀？感冒了就能得到更多关心！”

孩子是一张白纸，建议多给孩子贴些积极的标签，比如说，我的孩子很聪明，我的孩子很爱学习，我的孩子很有礼貌，我的孩子很懂事……

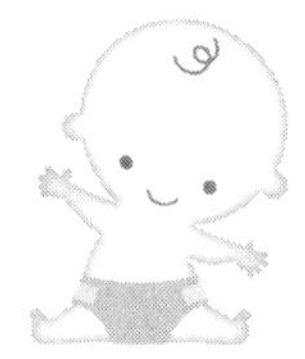

我的宝宝吃药少

刚当了妈妈的喜欢有空围着我转，听听我有什么育儿的心得与诀窍。其实育儿是一个“仁者见仁，智者见智”的问题，我的观点是让孩子健康快乐成长，能养成好的生活和学习习惯，让孩子在快乐成长的同时开阔视野就可以了。

吕沛宛
河南省中医院中医全科医生

衣着篇：小手凉未必穿得少

家长们其实都明白，“要想小儿安，常带三分饥与寒”。但是每当给宝宝穿衣服时又身不由己，再加上实在不知道宝宝穿多少合适，所以总是很纠结。有些人判断宝宝冷暖都习惯于摸他的手，根据小手的温度高低来断定宝宝是热还是冷。实际上，虽然宝宝的手发热能表明体温偏高，但是小手发凉，却并不一定意味着宝宝冷。宝宝的手有点凉是正常现象，所以建议家长依据宝宝的后颈背的温度来判断他的冷热，如果后颈背发热出汗，说明他过热。即便是夏天，晚上睡觉也不要开空调，如果开空调，温度也不宜过低，否则宝宝极易生病。天气再热，也不要让宝宝光着肚皮和双脚，要给他穿个肚兜和丝袜，以免着凉。

咳嗽篇：加床被子不用吃药

我的宝宝特别容易咳嗽，特别是喝冷饮后。小时候和我一起参加朋友聚会时，他就要喝可乐或雪碧。不让喝吧，他又哭又闹，面子上不好看；让喝吧，每次只要一喝饮料，第二天一准咳嗽。记得有一次咳嗽咳了半个多月，什么方法都用了就是没效果，后来我就用本科室冬病夏治的膏药贴在宝宝的肺俞穴上，咳嗽还真好了！后来我想是因为我的宝宝是寒性体质，而膏药补阳。这我自己也有体会，每当我自己咳嗽时将膏药贴到以下几个穴位：大椎穴（补阳）、天突穴（止咳利痰）、双太渊穴（补肺）、双足三里穴（强身健体），1个小时后局部渐渐发热，2个小时后全身开始发热，咳嗽停止；3个小时后，身体如被阳光笼罩，暖乎乎的。

还有一次，因为气温下降，宝宝又咳嗽

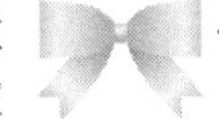

了，我想到宝宝是寒性体质，可能是晚上睡觉冻着了，所以就给他加了床厚被子。没想到第二天咳嗽就好了，这让我有了一种“不是只有药才能治病”的感觉。建议家长在宝宝咳嗽时，如果肺部没有炎症，不要总想着用药，应该考虑一下外部因素。

情绪篇：心情不好脾胃失调

宝宝3岁后上幼儿园了。当时这个幼儿园有名气，据说有的宝宝幼儿园毕业后就能看报纸了。但我后来对把宝宝送到那所幼儿园一直非常后悔。因为宝宝上幼儿园之前很活泼、求知欲特别强，可上幼儿园约3个月后，不对劲了：反复感冒、腹泻，每次用药后好了半个月又开始反复，求知欲也在下降，你问他一件事，他会当没听见，将头扭向一边。也就在这个时候，我决定不再给宝宝用抗生素了，发热就用柴胡口服液，如果咽痛就配清热解毒口服液。用中药后他不再像以前那么频繁地生病了，1个多月才生病一次；再后来我干脆直接给宝宝用中药散剂，渐渐地宝宝的体质越来越好了。后来我常常自问：为什么宝宝在进了这个幼儿园之后频繁生病，求知欲下降？大概还是与情绪紧张相关，那所幼儿园总是强迫宝宝学习，导致宝宝情绪紧张，影响到脾胃的吸收功能，脾胃一失调，各种疾病接踵而来。所以，不要以为宝宝的情绪无足轻重，它直接影响身体健康。

专家建议

- 每个宝宝的体质不一样，病因也不一样，家长不要擅自给宝宝用药，应请医生确诊后，根据体质辨证施药。
- 感冒的宝宝要特别注意避风，不要出去见风，减少家里的对流风，注意保暖，有时在家呆一两天就好了。宝宝脏器清灵，只要外避邪气，一般都能很快恢复，不要打个喷嚏、流点鼻涕就急于上医院。
- 宝宝感冒期间清淡饮食很重要，别感冒症状刚刚消失，就急于给宝宝做好吃的，尤其喜欢做重油腻、高脂肪的食物，想要把生病这些天的营养都给补回来。但是宝宝这时候的胃肠功能还没有完全恢复，这样做会给宝宝的胃肠增加负担，适得其反。
- 古人云：数子十过，不如奖子一长。每个宝宝都或多或少有一些缺点，家长不要总拿自己宝宝的缺点和别的宝宝的优点来比，这样容易伤害宝宝的自尊，尤其不能当着外人的面教训宝宝。

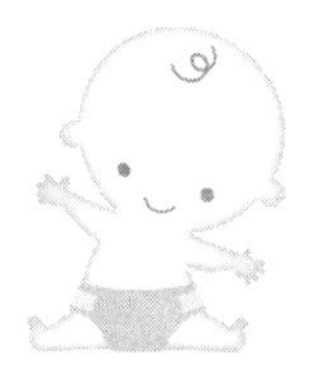
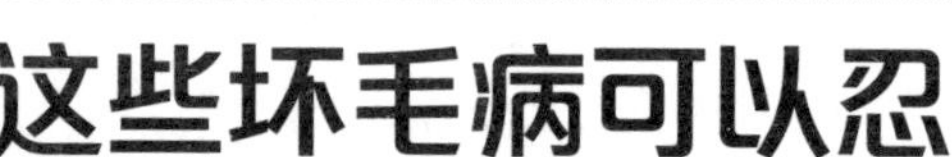

这些坏毛病可以忍

对于吃着手指长大的新一代家长来说，看到自己的宝宝也口水涟涟地啜着小手时，便全然忘了自己屡教屡犯的青春年代，第一个反应就是狠狠地镇压，一定要把这个坏苗头扼杀在摇篮中，一边叨叨着“别吃手别吃手”，一边忙不迭地从宝宝口中“夺食”……这样的“坏毛病”，家长最爱管，其实最没必要管。如果忍一忍，再加上引导合理，宝宝反而能从这些“坏”习惯中获益。

卢奕云
广东省人民医院儿科副主任医师

“坏毛病”一：吃手指

宝宝是用口来认识世界的，1岁之内的宝宝有一个口腔敏感期，喜欢把所有触手可及的东西放进嘴巴里尝，以此感觉物体的味道、质地、性状等，来认识世界，并获得心理满足。这种状态，可能持续好几个月，如果被强行终止，则可能出现口腔敏感期滞后的情况，即在1岁之后出现补偿性反应，动辄把东西放在嘴巴里品尝，甚至咬人。而且那个时候，想戒就更难了，没准会延续到成年后。

你只需要这样做：给宝宝勤洗手，指甲剪好、磨平，然后就让他尽情地“享用”吧！平时注意清理好家中的地板，别留下能让宝宝放进嘴里的东西。

切忌：看着他的手不让他吃，或者用手套或是长的衣袖来“封”住宝宝的小手。

“坏毛病”二：四处爬

爬是对宝宝感觉统合和小脑平衡最重要的训练，能较早地让宝宝主动接触和认识事物，促进认知能力的发育。爬得不好或是不会爬的,容易感统失调，且平衡力差，感统失调的宝宝容易做事不专注、多动、沮丧和产生挫败感。宝宝半岁后就逐渐学习爬行了，从匍匐爬行到跪着爬。

你只需要这样做：给宝宝多买几件耐磨的衣裤袜子让他可劲地爬。当然，像厨房等“危险”地带，最好干脆关上门。

切忌：走哪儿抱哪儿，不给宝宝任何自己锻炼的机会。

“坏毛病”三：扔东西

扔东西其实是种宝宝游戏。宝宝在不断重复的动作中强化了对各种物体、环境的认识，还可以锻炼宝宝的手眼协调能力。不妨把“扔”和“捡”当成个亲子游戏玩，在“扔”和“捡”之间的眼神交流、身体接触，能满足宝宝的情感需求，父母的积极应答也可以激发宝宝的积极反应，使其产生自信与满足感。

你只需要这样做：在家里开辟个游戏角，给宝宝准备质地不同、颜色各异的玩具让他扔着玩。

切忌：总是批评孩子：“你怎么老是乱扔东西，再这样妈妈就不喜欢你了！”

“坏毛病”四：手抓饭

宝贝开始吃辅食了，但他们不那么老实，直接伸手到汤碗里捞，不论什么都往嘴里塞。这是“幼儿自我意识的第一敏感期”，妈妈们应该知道，能用手抓饭的宝贝才是健康的，当宝宝试图用勺子戳到食物，然后将不灵光的手往回伸，千方百计把勺子送进嘴里时，是他们第一次自我定位和空间延展的重合敏感期。

你只需要这样做：为宝宝准备一个餐椅，小碗、勺子多买几个。再给他穿好罩衣，饭菜盛得少一点，地上铺好报纸。

切忌：直接给他喂，或者全家人盯着他的表现，还时不时评论两句。

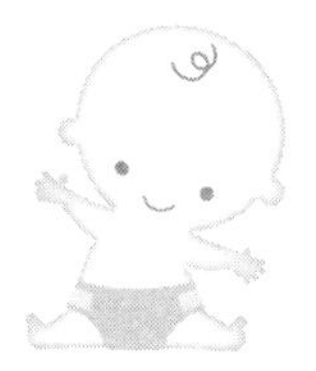

和宝宝一起成长

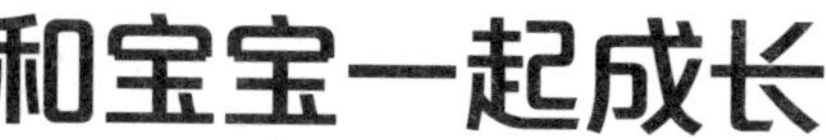

在儿科从事护理工作21年了，这期间无数妈妈曾问我：“如何护理好宝宝，成为一个合格的家长？”“怎样才能给宝宝最佳的人生开端呢？”

作为一个儿科护士，同时也是一个妈妈，我经历了从最初的“菜鸟”护士的笨拙行为，到初为人母的慌乱，及到最后的从容与满足，整个过程下来，我最想对新手妈妈们说的一句话就是：别着急，让我们和宝宝一起慢慢成长！

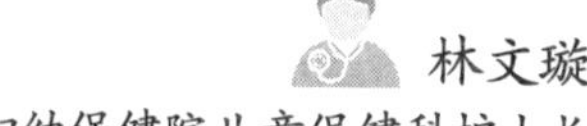
林文璇
广东省妇幼保健院儿童保健科护士长

菜鸟护士 —— 欣喜又担忧

1991年，我在广东省妇幼保健院工作的第一个科室就是婴儿室。我看着几十个包得像布娃娃的新生儿熟睡中胖呼呼或红扑扑的脸，开始明白了什么是“天使在人间”。

每次推着几十个婴儿的婴儿车，我都特别地感动。当然了，我也会看到新手妈妈们的焦虑和不安：宝宝睡着了，担心他怎么还没醒；宝宝哭闹了，担心他睡得不够、吃得不够，担心自己照顾得不好。“哎，看了几十本书都照顾不好宝宝，真失败！”

我开始小心翼翼地教妈妈们母乳喂养的技巧（我自己也刚刚培训合格）和笨拙地安慰着家长（我还没有当妈妈的经历，沟通技巧严重缺乏）。2年过去了，有时候我也在偷偷地想：如果我是妈妈，是不是也会一样地无助？

初为人母 —— 明白了知易行难

全国取消婴儿室后，我在儿科门诊、急诊科、儿科病房又做了8年护士。2000年我怀孕的时候，我以为自己已是“半个熟练工”（第一个从助产士接过来的宝宝也已经上小学了），开始有点沾沾自喜，偷偷地想：如果我是妈妈，我可能不会那么茫然失措。

2000年12月，儿子出生了，第二产程延长，自觉奶量不够，奶头皲裂，抱着哭闹的宝宝，我突然明白什么是“知易行难”，什么是“分身乏术”，明白“妈妈为什么不坚持给宝宝做抚触”。

我惊奇地发现，在家里给宝宝洗澡和在医院有许多差别，发现有了宝宝后“下了夜班还得上白班”，24小时当值，不能休假，病假也不行……我开始抓狂，一点点小事都会烦躁不安。

产后抑郁 —— 我们都不是超人

那时，我已有9年的儿科护理经验，我父亲是一个儿科医生，但在最初的一个月，在被吵醒的深夜里，我也曾对着哭闹的宝宝默默地流泪，甚至怀疑自己得了产后抑郁。

保姆请假的那段日子，我疲惫不堪，几乎绝望时，我想起读研的弟弟，立即喊他过来，把宝宝塞给他，然后大睡一觉。

醒来后，看到宝宝爸爸关切的眼光，在舅舅怀里安睡的宝宝，我开始自我安慰：生完宝宝，雌激素和黄体酮迅速下降，人就容易情绪低落，一切都会过去的。其实，产后抑郁是女性最常见的情绪障碍之一。50%~75%的女性都将随着宝宝的出生经历一段“Baby blues”（即产后抑郁）。如果出现明显的情绪变化，不要强作“超人”，让亲友知道你需要帮助和支持。有时你可能只是需要一个好觉、一餐美食，就能重新变得精神抖擞。

共同成长 —— 快乐无处不在

记得在一个风雨交加的夜晚，我被雷声吵醒，周围是耀眼的闪电，我着急地掀开小床蚊帐，惊奇地发现，他居然睡得如此安稳！突然觉得窗外的风雨闪电都和我无关，宝宝无声的微笑霎时让满室春光。

与宝宝相处的快乐几乎无处不在，他不需讨好你，但是他的存在就是很纯粹的美好。把他轻轻拥入怀中，软软的身体紧紧地贴着你，世间的种种，都不足以和你交换这些分分秒秒。而这些时刻是对妈妈们最大的奖励，是妈妈最大的幸福了！

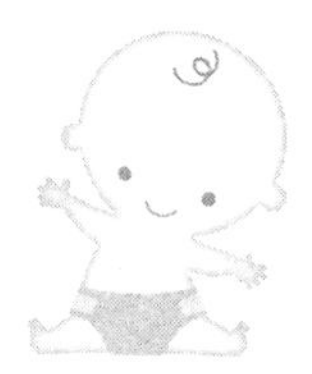

我是儿科医生、孩子的妈

说起我的职业——儿科医生，大部分人的第一反应就是羡慕：你的宝宝生病了不用去医院，在家就可以自己医治了。其实不然，儿科医生和所有新手妈妈一样，也是在育儿过程中逐渐积累经验的。

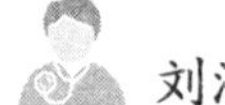
刘海燕
西安交通大学医学院第二附属医院小儿内科主治医师

宝宝第一次生病，我也照样着急

记得我的宝宝第一次生病，是在他5个月的时候。一天夜里，儿子忽然体温上升至39.7℃。家里什么药也没有，看到儿子哭闹的样子，我的大脑一片空白，不知所措，我急忙打电话给我的科室主任，主任耐心地对我说："海燕，不要慌，先把宝宝的四肢露出来，护好前后心，温水擦拭，再观察宝宝的精神……"

听了主任的指导，我焦急的心渐渐平静了下来，经过物理降温，宝宝体温渐渐下降。第二天，宝宝出现咳嗽，体温再次上升，我带宝宝去医院查了血常规，当主任说宝宝得了肺炎的时候，我一下子哭了起来。一个同事边安慰我边笑着说："这真是医不自治啊。"

宝宝生病的经历让我明白了不少道理。作为妈妈，我了解到即便是儿科医生，也不可能天生就是一个育儿高手，科学的育儿以及护理宝宝的经验，只有在实践中才能总结和积累出来。作为医生，我学会了换位思考，因为当我转换了角色，从医生转换成了宝宝的妈妈，我一下子明白为什么来就诊的患儿家长经常会出现曾经让我不理解的过度负面、焦急的情绪。

面对孩子，只有一个办法：学习

患儿家长的负面情绪从哪里来？从宝宝的疾病中来。怕疾病加重，怕宝宝受罪，所以家长担心、焦虑、紧张。这些情绪都是可以理解的。可是，焦虑、担心、紧张对宝宝的疾病没有任何帮助，甚至会导致宝宝的疾病加重以及过度治疗。那怎么办？只有一个办法：学习。

没有天生的家长，是先有了宝宝，我们才做了父母。大多数家长的育儿知识都是零，或者叫“纸上谈兵”。无论做了什么样的准备，面对自己的宝宝，我们都是从零开始，宝宝如同“实验品”，我们从他身上不断摸索规律，积累经验。

面对宝宝的第一次生病（以发热为例），作为一个新手妈妈，我觉得首先需要的是信任儿科医生。因为我们自己的父母已经几十年没有带宝宝了，他们很多老的经验已经过时了。新手妈妈一定要在医生的指导下及时化验，合理用药。当你第一次完整地观察宝宝生病，并护理宝宝度过生病期，我相信，你已经不是一个什么都不懂的“新兵”了。随着经验的积累，你就可以慢慢减少对医生的依赖度。宝宝让我们学会了如何测量体温，知道多少度是高热；宝宝感冒后，常用哪些药；血常规中的白细胞升高是什么意思；什么时候需要去医院。

人常说：“人过四十不学医”，然而我却是在40岁的时候，主动要求去学习和深造，因为我的儿子得了哮喘。在北京中日友好医院，我跟随著名的呼吸专家许鹏飞教授学习以后，把治疗哮喘等过敏性疾病的新方法带回了西安，我不但彻底治好了儿子的哮喘，还帮助了很多来找我看病的患儿。这一切，都要感谢我的儿子，是我的儿子，让我成为一个更优秀的母亲和医生。

澄清大家对医生的两个误解

第一，医生的孩子是不是少生病？不是！

儿科医生的孩子是不是意味着会很少生病，比一般的孩子更健康？其实并不是这样的。我们医生的孩子和所有的孩子一样，也会得各种各样的病。

我自己的孩子是个早产儿，由于先天禀赋不全，在养育他的过程中，我经受了和大多数家长不太一样的历程。早产儿需要更精心的护理，因为他们更容易生病。我儿子出生的时候只有4斤，出生后就住进了暖箱。后来他还出现了黄疸，再后来，胃食管反流、肺炎、腹泻、弱视，早产儿常得的病他都得了。

第二，医生是不是因为有洁癖，对孩子管手管脚？不是！

不少人对医生似乎还有一种误解，认为医生特别讲究卫生，可能会限制孩子手不要到处乱摸，不能玩沙子、泥巴，这个不能吃，那个不能吃。其实，这种说法是不科学的，太干净反而会增加疾病的发生率。研究表明，“绝对远离细菌和病菌，实际上会增加过敏、哮喘等免疫系统疾病”。科学的喂养并不意味着不停地消毒、清洁与隔绝，所谓过犹不及，正是度的问题。

我对疾病与孩子关系的理解

当孩子恢复了健康，你会发现，疾病不像想象得那样可怕，孩子每生一次病，就会立刻长大很多。而且你第一次从医生嘴里知道，原来孩子不生病是长不大的，孩子就是在不断生病中建立了自身的免疫功能，从而变得更加健康。

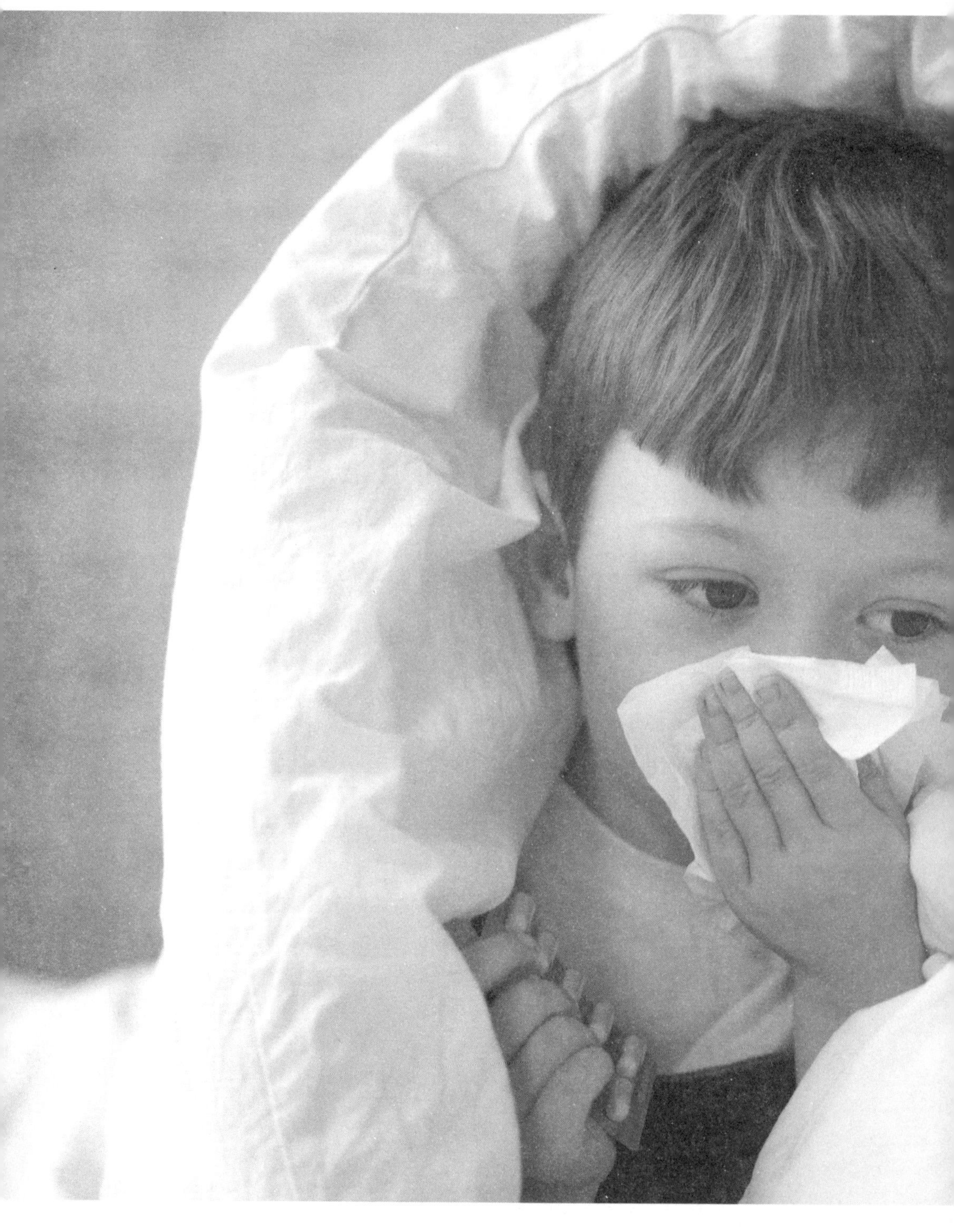

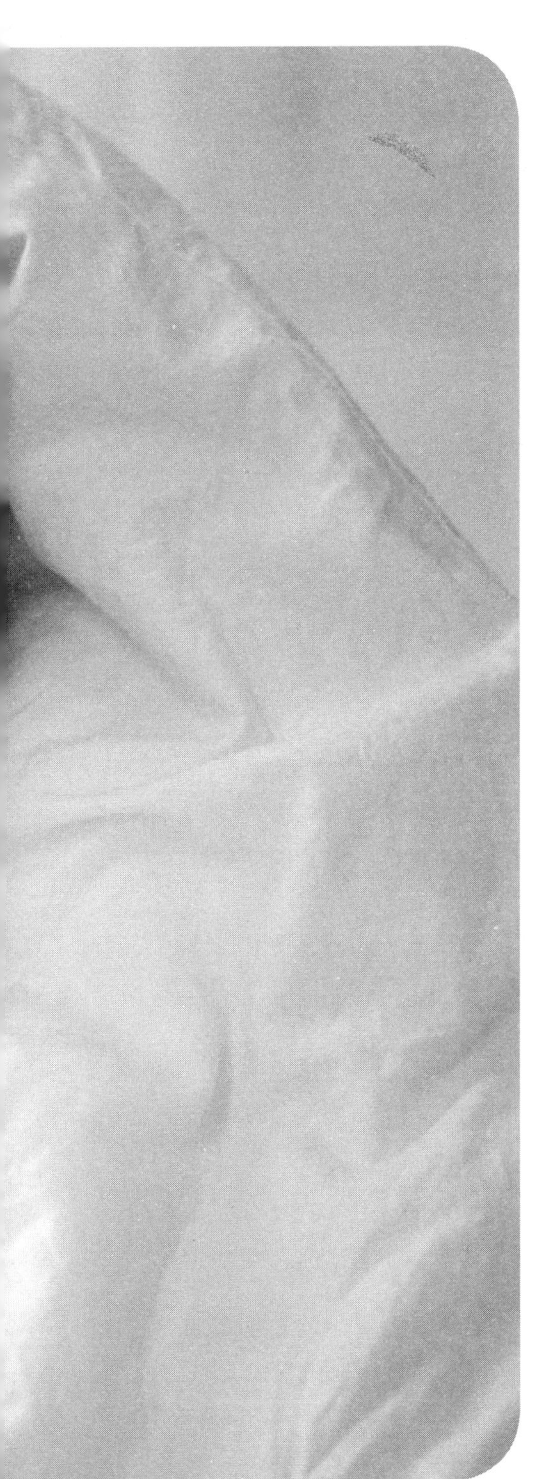

04

第四章

生病早知道，千万别耽误了宝宝

有些妈妈总是后悔：我为什么没早发现宝宝生病呢？其实，照顾宝宝是所有妈妈要面临的全新课程，需要妈妈平时细心观察宝宝的一些异常信号，这样才可以及时采取相应的护理和诊治措施。比如宝宝的鼻涕、舌苔、大便发生异常时，有可能就是生病的信号。妈妈要时刻保持很强的观察能力，如果宝宝生病能够及时被发现，及时解决，就能及早把宝贝的身体调理好！

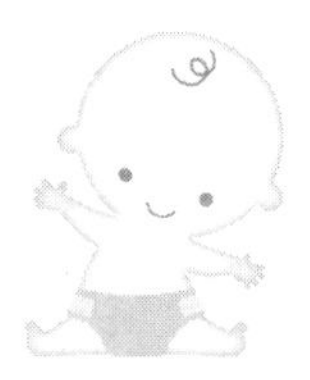

做个眼尖的妈妈

没有育儿经验的妈妈，往往让宝宝因自己的无知遭很多罪。其实只要做到眼尖、手勤，就可以让宝宝少生病、少遭罪。

我很幸运，在我的女儿刚呱呱落地之时，家里来了一位中医儿科专家朋友，她教了我受用颇多的“三防育儿真经”——防“火”、防“蔫”、防“旱”，几年实践下来，再加上我的个人经验，证明的确有效，其中防“火”尤为重要。

刘　纳
教育部幼儿健康教育特邀营养专家

防“火”有六查

宝宝就怕有火，有火才会生病。宝宝属纯阳之体，容易阴阳失衡，特别容易上火。但宝宝的内火不是一下子就积成病的，一般都有征兆。老中医教我：每天给宝宝洗澡时或睡觉前注意观察宝宝的几个关键地方——

一看肛门： 宝宝的肛门正常时是粉色的，肠内有热时就会呈现红色。颜色越深，说明内火越大。

食疗方： 一旦发现肛门是红色，就要给宝宝吃些祛火的果蔬，比如西红柿、白菜芯，或喝点淡竹叶水、淡藤茶等。还可以用梨丝、白萝卜丝、藕丝滴上蜂蜜，沁出汁来给宝宝吃。原则是宝宝喜欢的、能接受的、但不要太寒性的食物。一定不要让宝宝吃得过饱，快餐更要绝对禁止。

二看眼角： 如果宝宝的眼角有眼屎，说明宝宝有肝火了，这时的宝宝往往容易发脾气、不听话。

食疗方： 可以给宝宝用生的嫩芹菜抹上花生酱和白糖吃，也可以榨些芹菜汁，煮粥喝。

三看舌头： 宝宝的舌头、舌边若发红，说明有心火。这时的宝宝通常白天总觉得口渴，晚上爱折腾，睡不好觉。

食疗方： 祛心火的食物很多，夏天可以买鲜莲子，剥了直接给宝宝吃。还有茭白和茄子，最好素炒、蒸，不要多用油。

四看嘴角： 有些宝宝经常口角有白茬，是口干引起的，说明有脾火。

食疗方： 寻来柿饼上的柿霜给宝宝冲水喝，或买杨桃吃。要是口舌生疮、舌苔发黄厚腻，就赶紧给宝宝吃点至保定等。

五看大便：宝宝大便时，家长应观察宝宝是否便得轻松、顺利，宝宝表情如何。如果宝宝很痛苦、很费力才便出来，大便又不是软黄便，同时还有口臭，那就是有胃火了。

食疗方：尽量给宝宝空空胃，少吃点，喝点小米粥、百合粥，荸荠煮水或榨汁，都可以除胃火。

六看手心：经常摸摸宝宝手心，如果凉凉的、潮潮的，就放心吧。如果是干热的，晚上还出汗，就是有虚火了。

食疗方：这样的宝宝体质弱，还不能用寒性大的食物，伤着了反而更难办。给他捏捏积、搓搓脚心，是个不错的办法。

小经验

搓后背查内火：我在做加拿大移民医生时，有一个新疆康复科女医生传授我，经常搓搓宝宝十个手指的侧面、手心、脚心，可以祛火。我按照她的方法做，很有成效，而且自己还总结出一个经验：

临睡前，把手搭在宝宝脑后，从大椎一直往下摸，如果发现哪一处温度比别处高，比如肺俞高，对应的是肺，说明宝宝肺内可能有热，就要想办法把肺火祛了。吃点百合粥，凉拌莴笋丝，或是空腹喝点香油冰糖水也行。要是膀胱俞温度高，就要多喝水，再适当煮点鱼腥草或是蒲公英，把湿热通过尿排出去。

防蔫+防旱

老中医的育儿真经里，还有防“蔫”和防“旱”，也需要妈妈们仔细观察。

宝宝发热感冒前，都有先兆，一般及时处理，多喝点热水，盖上被子，平躺休息，就会转危为安，或是减轻症状。如果宝宝像霜打了的花一样，耷拉着脑袋，不爱说话，或是莫名的烦躁不安、耍赖，都是身体不适的征兆。

判断宝宝发热是因为玩得太疯了，还是真的生病了，也可以从是否“蔫”了来判断。要是宝宝该玩玩、该吃吃，就没事。以此来判断宝宝病情，最有效。

说到防“旱”，宝宝体内含水量比成人多，约75%都是水！而且宝宝体积总量小，要是缺一点水，也是不小的百分比了。所以，一般宝宝生病，缺水是重要原因，在该喝水的时候没有及时喝。

早晨起来，应让宝宝喝些温水，吃点稀的，上午还要吃水果，白天出去玩，也要随身带着水，最多隔半个小时就要喝一次。晚上睡前一个小时要喝水，这样可以把下焦的“毒素”在睡前通过排尿排出去大部分。

要说做到以上几点明查秋毫，当妈的也挺受累。但这点累，应该还是比伺候发热生病的宝宝要轻松多了，至少大家在做我教的这几点时，心情是愉悦的，不仅防病，还能与宝宝增进亲子之情。

试试看，做个眼尖、手勤的妈妈，宝宝和你都享福！

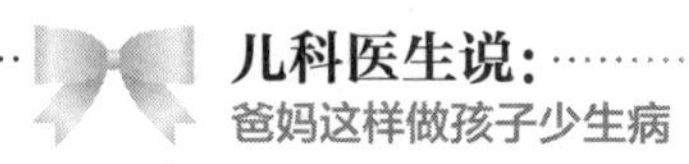

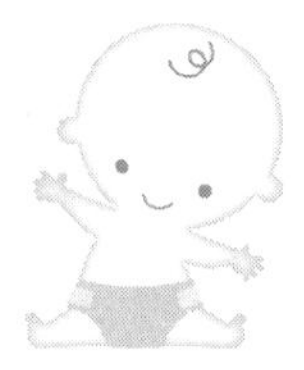

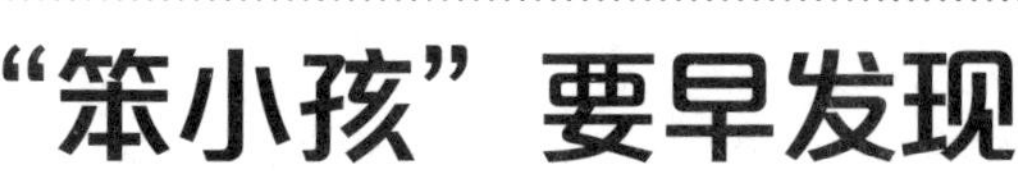

“笨小孩”要早发现

您的宝宝智力发育正常吗？相信很多家长都会回答“当然正常”。然而，在门诊中发现智力落后的宝宝占了10%~15%，这是个很高的比例。

2岁前宝宝智力落后，绝大部分是由医务人员发现的，而2岁后，大部分是由家长发现的。如果拖到学龄后才发现，孩子的脑发育已基本成熟，恐怕为时已晚。不幸遇上“笨小孩”，家长该如何早发现呢？

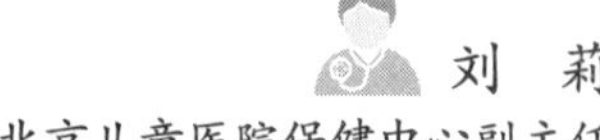

刘　莉
北京儿童医院保健中心副主任

征兆一：该会坐时不会坐

宝宝到了该会坐的年龄不会坐，有些家长可能会存侥幸心理：“等晚点就该会了吧。”

判断宝宝是否正常，不是看他会坐就可以了，而是看他到了该会坐的年龄段是否会坐。正常宝宝6个月应会独立坐，7个月坐得稳，且向左、向右转身都很灵活，如果到8个月了还不会坐，一般来说是有问题了。一般宝宝到1岁时就会走路，如果宝宝在3岁时才会走路，那肯定有问题。父母应注意观察宝宝是否能达到相应年龄段应该具备的能力。

8~10个月的宝宝一般能扶着墙壁站或走，12~15个月应该能独立走，最迟不超过15个月。

征兆二：眼神不灵慢半拍

在门诊中待一会儿，我基本就能从宝宝的眼神中判断他智力发育是否正常。眼睛是心灵的窗户，聪明宝宝的眼神灵活、机灵。

还不会说话前，宝宝主要用眼睛观察周围的变化。比如拿个颜色鲜艳或会发亮的小球在他眼前移动，正常宝宝的眼神会随球一起动，而异常宝宝的眼神则会反应“慢半拍”，有些甚至“无动于衷”。

宝宝主要靠眼神交流，如果与宝宝面对面，但他不与你对视，则要警惕自闭倾向。我最近接触了一个不到2岁的宝宝，他对数字非常敏感，被称为“神童”，但在交流中我发现，他与人的眼神交流非常少，跟他说话，他不看你，就算把他头扳过来，他看1

秒后又看别的地方去了。这种宝宝属于智力发育不平衡，有自闭倾向。

征兆三：该会说话时还不说

有的宝宝2岁后还不会说话，眼看同龄的孩子说话越来越溜，很多家长心里急，但不愿承认宝宝有问题，往往用“贵人语迟”安慰自己。

“语迟”的宝宝并不一定是“贵人”，2岁后还不会说话的宝宝绝大部分是有问题的。一般宝宝在1岁至1岁半就会说话，如果2岁后还不会说话，很可能是智力发育落后。

比如患自闭症的宝宝，这样的宝宝不开口说话，别人和他说话往往是“听而不闻”。有一些自闭症宝宝虽然会讲话，但往往是自言自语、重复语言，或说一些根本没有人能听懂的话，极少具有交流性质的主动语言。

征兆四：不认生并非是好事

很多家长会自豪地说：“我家宝宝多聪明呀，一点都不认生！”

这是错误想法，实际上，宝宝到该认生时不认生是不好的，这说明他没有区分陌生人和亲人的能力。

一般宝宝在5个月时就能辨别生、熟人，见到陌生人时他往往会很警惕，用“审视”的眼神去看，而不像见到爸爸妈妈等亲人那样高兴。而异常宝宝则在陌生人和熟人面前表现区别不大，如果超过7个月还不认生，家长也应警惕。

专家建议

宝宝的智力发育与脑发育相关联，3岁时，宝宝的大脑发育基本完成80%，到学龄后就基本发育成熟。因此，及早发现宝宝智力发育异常很重要。

宝宝智力发育的“里程碑”

3~4个月会逗笑；3~6个月会翻身；5~6个月能伸手抓物；6个月会坐，最迟7个月应坐稳；8~10个月能扶栏站立；12~15个月能独走；12~18个月会说话。

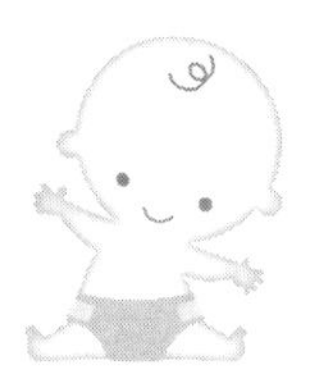

小小舌苔，预测宝宝的健康状况

宝宝的健康往往牵动着所有家人的心，他的一举一动家长都会密切地注意，只要有一点点风吹草动，就往医院里跑。一直以来，大家都把医院当成了宝宝健康的庇护所，无论大病小病，甚至没病都往医院跑。为什么说没病也往医院跑呢？因为家长有时候自己都不知道宝宝到底是不是病了。

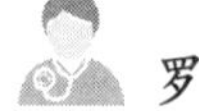
罗　伟
湖南省儿童医院中西医结合科主治医师

少跑医院多观察

有时候家长确实能够根据自己的观察来确定宝宝的健康状况，比如观察宝宝的舌苔等，因为人体的生理机能、内脏功能的变化都可以从舌苔上表现出来，如果发现一些小的问题也可以自己进行处理，没必要去医院。医院本身也是一个病毒与细菌肆虐的场所，一旦家长没注意，或者宝宝的抵抗力不足，就有可能被感染。

舌苔是由胃气、胃阴上蒸于舌头表面而生成的。对舌苔的观察包括苔质和苔色两方面。苔质是指舌苔的质地、形态，包括舌苔的厚薄、润燥、腻松、腐霉、剥落等方面。苔色是指舌苔的颜色，病理性的变化包括白苔、黄苔和灰黑苔三种。健康宝宝的舌苔应该是薄白而滋润的。新生儿多见薄白苔，也有些新生儿会出现舌红无苔，一般48小时内会转为淡红舌，长出白苔。

舌苔辨病

下面我就临床宝宝常见的病理性舌苔以及对应的病症列举如下，供家长参考。

❶ 舌苔白腻：为寒湿内滞或食积内停的表现，宝宝如果有受凉感冒、胃受寒或消化不良，会出现这种情况。

❷ 舌苔黄腻：为湿热内蕴或食积化热、痰饮化热的表现，宝宝如果有感冒发热、肾炎肾病、肺炎、疳积等会出现这种情况。

❸ 舌苔厚腻：为宿食内停、中焦气机阻滞的表现，宝宝如果有便秘、腹胀、咳嗽痰多，会出现这种情况。

❹ 舌苔厚薄的变化一般提示疾病的预后或转归：如果舌苔由薄变厚，提示病情在

逐渐加重；如果舌苔由厚变薄，提示病情好转。

❺ 舌苔干燥：为体内津液亏虚的表现，宝宝如果出现高热、呕吐、腹泻等，舌苔会有这种表现。

❻ 地图舌、花剥苔（舌苔部分掉落消失）：为胃气匮乏、胃阴枯竭或气血两虚，也是全身虚弱的一种征象。主要见于缺锌严重、铅中毒、过敏性疾病和白血病、肿瘤等严重消耗性疾病的患儿。但有些剥苔是先天性的，多因先天发育不良所致。

❼ 舌苔由有到逐渐剥落或无，提示脾胃功能越来越差；舌苔由无或剥落后又慢慢长出薄白苔，提示脾胃功能在逐渐增强。

❽ 黄薄、红薄苔：为虚热的表现，如果宝宝病后体虚，特别是术后体虚发热的话，会出现这种情况。

❾ 舌苔薄腻或花剥，舌尖红：如果伴有颜面淡色白斑、巩膜出现蓝色斑点，下唇或出现颗粒样大小白点，提示宝宝可能有蛔虫症。

还有些舌苔的苔质和苔色是由外界因素引起的，并不是病苔，应当仔细鉴别：宝宝常有因服药、进食而导致舌苔染色的情况，如吃橄榄、乌梅、铁剂等可使舌苔染黑，服青黛可使舌苔染青，吃奶制品、豆浆可使舌苔染白，吃橘子水、蛋黄可使舌苔染黄等，不可将这些误认为病苔。

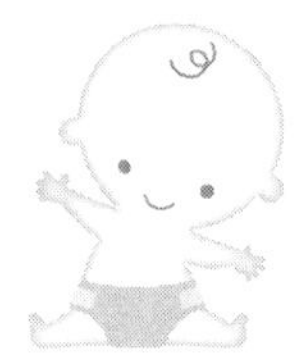

鼻涕透露的身体信息

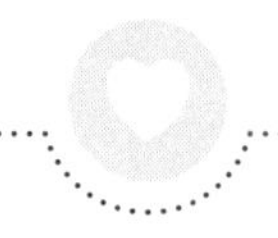

每到季节交替之际，看到宝宝流鼻涕，家长就会担心宝宝是不是感冒了？其实，不只是感冒，宝宝的鼻涕里也透着身体健康的其他信息，需要家长细心观察。

张　峰
北京儿童医院儿童保健中心

辨别方法之一：鼻涕的黏稠度

清水样鼻涕

总体来讲，宝宝要比大人爱流鼻涕。宝宝的鼻腔黏膜血管较成人丰富，分泌物也较多，加上神经系统对鼻腔黏膜分泌及纤毛运动的调节功能尚未健全，因而宝宝会不时流些清鼻涕（鼻涕稀薄，透明如清水），但无其他不适症状，这在大多数情况下属正常现象，宝宝长大后就好了。

如果宝宝对吸入的粉尘过敏的话，也会在短时间内流大量清水样鼻涕。喷嚏、鼻痒、流涕和鼻塞是过敏性鼻炎最常见的四大症状，可带宝宝去医院进行内窥镜检查。过敏性鼻炎不及时治疗的话，往往会发展为鼻窦炎、中耳炎、支气管哮喘等。

黏脓性鼻涕

黏脓性鼻涕（鼻涕较黏稠，呈半透明状，混有不透明的脓性成分）以受到寒冷刺激后、患有慢性鼻炎时多见。感冒后期也会出现，但随着感冒的痊愈，黏脓性鼻涕内的脓性成分会逐渐减少。

黏脓性鼻涕也是副鼻窦炎的主要症状，特别是宝宝感冒后病程超过10天仍在流黏脓性鼻涕，就要考虑是副鼻窦炎了。一旦鼻涕发展成黄绿色、不透明，并有臭味，就是比较严重的鼻窦炎了。怎么区分感冒和鼻窦炎呢？除了打喷嚏和流鼻涕，如果宝宝还有头痛、眼眶和颧骨处有明显的压痛症状时，家长可带宝宝做X光检查，如果鼻窦内有很多分泌物存在，那说明宝宝并非感冒，而是患上了急性鼻窦炎。

少数鼻腔内有异物存在的宝宝也会经常流黏脓样鼻涕。两三岁的宝宝常会因为好奇将豆子、花生米、纽扣等异物放入鼻腔内，如果是带水分的东西，塞入鼻子中会出现水分被吸收而发生腐败的情况，从而会产生臭味，并且流出脓鼻涕；而纽扣等塞入鼻腔后不一定会产生臭味，因此，家长要特别留意宝宝的两个鼻孔是否都通气，一侧鼻腔是否有臭味，鼻涕中是否带血丝等。

如果宝宝经常性地流黏脓鼻涕还可能是缺乏维生素A和维生素B_1的表现，需要给宝宝用这两种维生素治疗。而脓鼻涕干燥后形成绿色痂状鼻屎，有特殊的臭味，这是萎缩性鼻炎的特征，又称“臭鼻症”。

辨别方法之二：鼻涕的颜色

白色黏液鼻涕

常见于慢性鼻炎，周围环境中某些物理和化学性物质的刺激，也可出现白色黏液鼻涕。黏脓鼻涕常见于伤风感冒后。随着感冒的好转，黏脓性鼻涕内的脓性成分也逐渐减少。如前所述，黏脓鼻涕也是副鼻窦炎的主要症状，特别是得了感冒，病程超过10天，仍流黏脓鼻涕，应考虑患鼻窦炎的可能。

黄水鼻涕

多为上颌窦内的浆液囊肿破裂流出来的囊液，表现为一侧鼻腔间歇性地流出黄水。白渣样鼻涕常由干酪性鼻炎引起，并有恶臭，如呈绿色而有特殊臭味，则是萎缩性鼻炎（臭鼻症）的特征。

黑色鼻涕

多由于吸入的大量黑色粉尘（如煤尘、烟尘、金属尘等）混在鼻涕内所致。它虽不是由疾病引起的，但长期吸入大量粉尘既可引起尘肺，又可刺激鼻黏膜引起鼻病，应及时采取防护措施。

红色鼻涕

指鼻涕中带有血丝或小血块，鼻涕呈粉红色。常见于鼻外伤、手术、炎症、结石、异物，以及全身性疾病，如高血压、动脉硬化、血液病、急性传染病、化学性中毒、维生素C和维生素K缺乏等。

专家建议

对于病理性的鼻涕，如果能根据鼻涕的黏稠度和颜色来辨别，找准病因，及时消除病因，就能使流鼻涕的现象慢慢减轻甚至消失。如果宝宝鼻塞得厉害，家长也可以用湿热的毛巾给宝宝敷下鼻子，让鼻腔变得通畅一点，但要注意毛巾不可过热，以免烫伤宝宝，同时，还可以用指腹在宝宝的鼻翼两边轻轻地按摩。

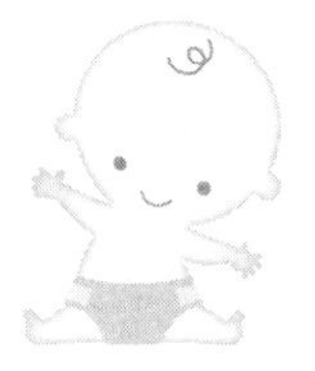

看宝宝大便知健康状况

宝宝由于年龄小，生病了也不能表述，往往会延误治疗时机。所以，这个阶段就需要家长“察言观色”逮出“病根”。观察宝宝大便的颜色和性状就可以初步判断宝宝的健康程度。那么，如何观察宝宝的大便？

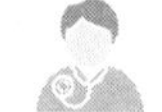

钟建民
江西省儿童医院神经内科主任医师

喂养方式不同，宝宝大便的颜色和性状也不同

从宝宝呱呱坠地之时起，第一次解的大便叫胎粪。胎粪颜色为墨绿色，黏稠，不臭，这些“胎粪”是宝宝还在妈妈肚子里的时候就已经形成了的，通常出生10小时后排出，每天4~5次；2~3天后，胎粪会过渡到正常大便。如若没有胎粪排出，则说明可能有肠道梗阻或畸形。

母乳喂养的宝宝，粪便颜色为金黄色，多为均匀膏状或带少许黄色粪便颗粒，或较稀薄、绿色、酸臭，每天排便1~4次。如果宝宝每天大便多于4次，甚至达十余次，但生长良好，家长也不必担心，因为这是生理性腹泻，只要是母乳喂养都可能出现。此情形的持续时间可长达数月，在添加辅食后排便次数会慢慢减少。

人工喂养的宝宝粪便，颜色为淡黄或黄白色，味臭，质地较硬。每天排便1~2次。由于奶粉中蛋白质、脂肪比例比母乳含量高，不易被肠道完全吸收，所以人工喂养的宝宝比较容易出现便秘的情况，家长可以选择含低聚糖、益生菌的配方奶粉，以促进肠内发酵细菌增加，酸化、软化大便，减少大便干结。

大便异样——宝宝肠胃问题的预警信号

大便颜色和性状改变都可能是宝宝肠胃问题的预警信号，当宝宝出现以下几种粪便时，爸爸妈妈要警惕——

绿色便：如果宝宝有了水样或糊状绿色大便，有酸臭味，多泡沫，多提示宝宝此时存在消化不良、胃肠道紊乱等疾病。

蛋花样便：轮状病毒性腹泻，是秋冬季婴幼儿腹泻中最常见的，主要经过粪——口

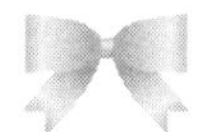

传播，多发生在6~24个月大的宝宝。患了轮状病毒性肠炎的宝宝，粪便的一个很典型的特征是黄色水样便或蛋花样便带少量黏液，无腥臭味。

白色或灰白色便：当胆道受阻、胆汁排泄受阻，大便中因不含有粪胆原而呈现出白色或灰白色“陶土样便”。

大便带血：一般是提示胃肠道存在出血的可能，根据出血部位的不同，大便带血也会表现出不同深浅的颜色，比如上消化道（包括食道、胃、小肠）出血时，多表现为呕血和解“柏油样便”。

豆腐渣样便：多为白色念珠菌所致，2岁以下宝宝多见，尤其是体弱、营养不良的宝宝，或是长期应用广谱抗生素或肾上腺皮质激素的宝宝，常伴有鹅口疮，大便次数增多，解黄色稀便，泡沫较多，带黏液，有时可见豆腐渣样。

大便干结：如果宝宝大便干结，次数逐渐减少，几天才一次，就是便秘了。这是宝宝常出现的问题，其原因很多，大多是因为蔬菜或水分摄入太少，或者是感冒后肠道功能发生改变。因此，家长平时要让宝宝多吃蔬菜、水果，多喝水。也有极少数宝宝便秘是由于甲状腺功能减低症导致的，这种情况下，他们还会出现黄疸、智力低下，家长要注意观察，以防延误病情。

专家建议

宝宝不能像成人一样准确地说出哪里不舒服，但只要家长足够细心地观察，多留意宝宝尿片上的便便，通过它的性状、气味和颜色等，能在一定程度上辨别宝宝此刻的健康状况。

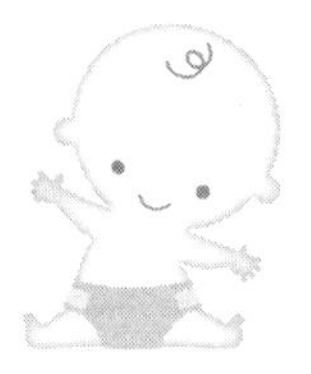

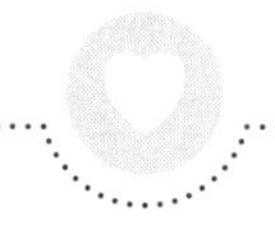

宝宝“屁事”要关心

“关你屁事？”一句骂人的话像在暗示“屁”事不大，其实真不一定。屁的原材料是与唾液或食物一起咽下去的空气，部分以打嗝的方式被排出，剩下的进入肠部。食物分解后产生的气体，也成为屁。正常的屁无味道，如有异样，或提示身体有问题。

徐　华
空军总医院儿科主任

无味的屁——很正常

食物在肠道中消化分解，必然会因发酵而产生气体，所以有屁很正常，尤其是宝宝，吃奶时可能会吸入很多空气。如果宝宝放屁时并无异常表现，甚至表情愉悦，屁放得很多、很响，妈妈也无需担心，等宝宝满6个月后，屁就会少多了。

哺乳妈妈吃大量的花生、花生酱、豆类及产气的蔬菜，如豆角、圆白菜和洋葱等，也会导致宝宝屁多。

臭屁不断——有积食

如果宝宝放屁不断，且有臭味，甚至酸臭味，常是因消化不良、肠道内堆积了未消化的食物在肠道腐败，发酵气体增多造成的。

人工喂养的宝宝如果选用了不合格或超出宝宝年龄段的奶粉，例如，0~6个月的宝宝选择了1~3岁的配方奶粉，由于1~3岁的配方奶粉中蛋白质含量比0~6个月阶段的奶粉中所含的蛋白质含量高，摄入过多的蛋白质可引起消化不良，使宝宝放出臭屁。或是吃奶过多、过稠，也会引发消化不良。

添加辅食后，宝宝如果吃过多的淀粉类主食或肉，屁也会很臭，或是蛋白质吃多了，胃肠负担太重，应减少此类食物或改为素食，以防胃肠疾病。

也有可能是大便的前兆，当宝宝成形大便难于解出时，肠蠕动增加，就会将肠道内的气体排出，通常为臭屁。随着肠蠕动不断地加强，排出大便后，宝宝就不会再放臭屁了。

崩出便便——或拉稀

有的妈妈发现，自己的宝宝在放出一连串的屁时，还带出了少许的大便。正常情况下，母乳喂养的宝宝，随着肠蠕动的增加，放屁的同时也会夹带少量略稀的大便。这是因为母乳喂养的宝宝大便次数多而略薄，人工喂养的宝宝此情况较少见。半岁前的宝宝常拉稀便，所以有时放屁会带出点来，这一点妈妈们不用担心，到大便成形后，这种现象即会慢慢消失。

如果臭屁伴随腹泻和哭闹，很可能是腹部受凉，或吃了不洁食物，应及时就医。平时给宝宝换衣服、尿布时动作要快，以免宝宝受凉。

总放空屁 —— 我饿了

断断续续不停地放屁，但无臭味，这多是宝宝胃肠排空后，因饥饿引起的肠蠕动增强造成的。妈妈如果既可以听到宝宝阵阵的肠鸣音，又能听到放空屁，表明宝宝饿了，应及时喂食。所以，放屁也可能跟肚子饿了有关。

多屁多便 —— 淀粉多

一般是因宝宝吃多了蚕豆、豌豆、山芋等食物引起的，这时应减少淀粉含量高的食物，多吃蔬菜和水果，多喝水。给宝宝轻轻地按摩腹部对此也有帮助。

几天无屁 —— 看医生

如果宝宝接连几天无屁，也不拉大便，并尖声哭闹，往往提示有肠梗塞、肠套叠，应尽早治疗。

专家建议

妈妈们要仔细观察宝宝的生活、饮食习惯，找准宝宝放屁的真正原因，并及时解决对应的问题。

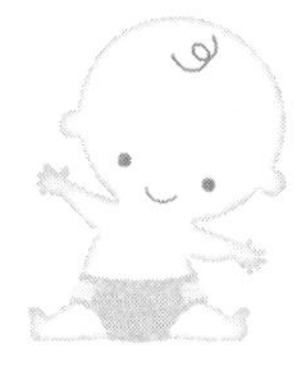

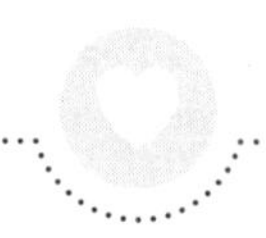

巧识真假手足口病

每年5~7月份为小儿手足口病高发季。据报道，在那个季节，北京手足口病患儿日增200例，儿童医院也是患儿“爆满”。不过专家发现，很多“疑似手足口病”的孩子经检查后，发现其实只是得了水痘、疱疹性咽峡炎等。这不仅增加了就医压力，还可能导致交叉感染。其实家长不妨了解一些辨别“真假手足口病”的知识，做个初步判断。

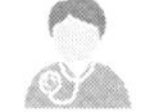
郑意楠
东南大学附属中大医院儿科副主任医师

疱疹性咽峡炎
疱疹只在口腔内

许多家长一见到宝宝嘴里有泡，就以为得了手足口病，并为此恐慌不已。可事实上，这其中有不少只是疱疹性咽峡炎。

疱疹性咽峡炎好发于夏秋季，尤其是以3岁至5岁的宝宝多见，实际就是一种比较特殊的感冒。多由柯萨奇病毒引起，可通过手、口接触传染。在临床门诊中，一般每100个感冒患者中，就有5~10个可能是疱疹性咽峡炎，但它的传染性比手足口病小得多，也很少出现重症感染，基本没有生命危险。所以家长只要及时处理，没必要对此过分恐慌。

患疱疹性咽峡炎的宝宝口腔里也会长疱疹，那么该如何区分呢？疱疹性咽峡炎的疱疹仅仅出现在口腔内，而患手足口病的大多数宝宝先是嗓子里有疱疹，后发展到手脚心，少见于长在手脚背，并伴有发热。另一个区别是，咽峡炎虽可能合并细菌感染，但几乎不会出现重症，而手足口病的少数患儿则可引起心肌炎、肺水肿、无菌性脑膜脑炎等并发症。

水痘
全身长 个头大 有痒感

水痘和手足口病患儿都会出现发热，也都会出痘。但是水痘疱疹一般遍及全身，最密集的部位是前后胸、腹背部，头面部、头皮上、脚底下，手指和手掌上也可出现；在发热的同时或是第二天，即可出现米粒大小的红色痘疹，在几小时后，痘疹就变成明亮如水珠的疱疹，个头稍大且皮薄，有痒感。

手足口病的疹子则主要分布在手、脚及口腔，躯干部位很少有，个小且颜色更红些，痒感不明显。宝宝在低热的同时，还有流涕、厌食、咽痛、腹痛等全身症状。口腔黏膜、手心、足趾背面、臀部皮肤，以及指、趾间中间部位。宝宝口腔黏膜上的疱疹为1~3毫米大小，是分散分布的，疱破后即变成浅浅的糜烂、溃疡，灼痛感很明显；手心、足趾背面等易摩擦部位，出现的一般是红色斑丘疹或水疱，从几个至几十个不等。

不过，提醒家长，这两种都属于传染性较强的疾病，所以，不管宝宝出现上述哪种症状，都应马上带其就诊，最好选择儿童专科医院。

口腔溃疡 仅在口腔且不伴有发热

让专家们哭笑不得的是，也有一些宝宝因为有口疮被送来就医，结果只是单纯的口腔溃疡而已。手足口病一般都是发热加固定部位的疱疹，比如在手心、脚心、臀部、肛周出现丘疹和疱疹，口腔出现疱疹或溃疡，有的人会具备所有症状，有的人可能只是其中一个部位有症状。

至于口腔溃疡，这是最常见的一种口腔黏膜疾病了，以1岁~6岁的儿童发病率较高。口腔溃疡多发生在舌部、颊部、软硬腭、前庭沟、上下唇内侧等处。虽然口腔溃疡会引起疼痛，让人不肯吃东西，但伴随发热的不多。

因此当宝宝仅在口腔内出现溃疡，但不伴有发热时，家长不用太担心。

专家建议

夏季很多人喜欢用空调，室内空气流通不畅，易滋生病毒，导致宝宝感染疾病，所以夏季应少用空调、多通风。

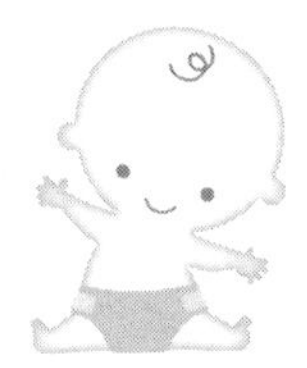
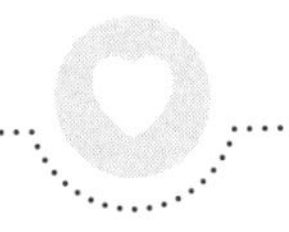

教你识别过敏体质

当我对一些家长说起孩子是过敏体质的时候，不少家长非常疑惑甚至否认。因为在他们的概念中，吃了什么或碰了什么，导致身上出荨麻疹、湿疹等现象，这才是过敏。

其实，过敏和过敏体质是不完全一样的。大多数人或多或少会有过敏现象。但过敏体质和遗传有关，一般宝宝有这种问题，父母一方或者双方都会有类似的问题。父母的过敏体质越明显，宝宝出现症状的时间越早。下面教家长从以下几个方面认识过敏体质。

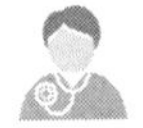

刘海燕
西安交大医学院第二附属医院小儿内科主治医师
许鹏飞
中日友好医院儿科呼吸与过敏专家

辨识途径之一：身体特点

皮肤

湿疹和脂溢性皮炎。皮肤上的过敏表现通常在宝宝出生后不久就出现了。

湿疹主要表现为皮肤表面长出很多红斑或者小丘疹，如果用手挠抓，会使皮肤表面溃烂，皮肤溃烂处会流出黄色液体而结痂。湿疹常发于头部和面部，比如额部、双颊、头顶部等，也有可能蔓延全身。得了湿疹的宝宝会感到患处刺痒，因而会焦躁不安、哭闹不止，影响宝宝的睡眠。如果护理不当，极有可能使患处皮肤感染化脓，形成脓疱疹。

脂溢性皮炎主要表现在婴儿时期头顶一直有结痂。等宝宝稍微大一点，就会出现头油比较多，容易脱发。成人后容易出头皮屑和脱发。

皮肤过度角化、干燥，特别是3岁以上的宝宝，很多蛋白过敏的宝宝有出现皮肤过度角化变粗、毛囊角化、皮肤扎手。皮肤变黑，特别是双手、膝盖、脖子的皮肤，很多家长会反复给这宝宝洗手和洗脖子，但也不会有效果。

消化系统

消化系统的过敏症状一般为：

宝宝出生以后放屁很多，并且声音响

亮，还经常容易打嗝。有些宝宝还会出现生理性腹泻，一天大便6~7次，为稀便，主要原因是乳糖不耐受或者动物蛋白过敏。添加辅食以后这些症状就会明显改善。除了腹泻，便秘也是食物过敏的一个很重要的表现。

黏膜

❶ 眼睛：最早出现的黏膜表现是过敏性结膜炎，宝宝在1~3个月的时候就会出现揉眼睛或者用额头在大人的身上或衣服上蹭，经常眼泪汪汪，一出门、一刮风就会流眼泪，严重者会造成鼻泪管堵塞。4岁左右，宝宝会出现弱视或者近视，严重者也会出现频繁眨眼睛，检查会发现宝宝眼睑充血明显，有卵石样突起，严重者有结石形成。

❷ 鼻子：第二出现的是鼻黏膜的过敏，主要表现就是揉鼻子、抠鼻子、打喷嚏、流清鼻涕或者鼻塞。6个月以前宝宝因为鼻子堵塞，吃奶的时候常哭闹、不爱吃奶，晚上睡觉不好，爱翻滚（注意！这个症状很容易和缺钙相混淆，但补钙没有效果）。如果反复不愈，合并感染，就会出现鼻窦炎和腺样体肥大，此时宝宝会出现睡觉磨牙、说梦话、流口水甚至打呼噜，早上起来嘴里有臭味，喝水或者刷牙以后就消失。

❸ 气管：支气管哮喘，主要表现是反复发作的咳嗽和喘息，喘息的声音就像猫喘气，有“嘶嘶”的声音；反复气管炎、肺炎，或者慢性咳嗽，特别是运动以后或者吃巧克力以后咳嗽。

❹ 多发性抽动，长期过敏对黏膜的刺激会导致宝宝频繁眨眼睛、耸鼻子，张嘴。甚至出现耸肩和抽肚子的症状。严重的宝宝还会出现眼睛上翻、清嗓子、嗓子有怪声。

心脏

出现的是过敏性心肌损害，首先表现为宝宝不爱睡觉，入睡困难，晚上睡觉的时候容易出汗，特别是刚入睡的半小时到2小时。

其次是宝宝不爱走路，经常要人抱，对于自己感兴趣的事情精力充沛，不感兴趣的东西就耍赖、没有精神。1~2岁的时候有些宝宝会出现频繁咬人或者其他攻击行为；2~5岁的宝宝会出现说话结巴；6岁以上的孩子会出现注意力不集中、多动、马虎、驼背。

辨识途径之二：年龄特点

在不同年龄段，孩子的过敏性损伤表现不同。

❶ 1岁以内，由于宝宝刚出生，体内有妈妈带来的抗体，所以很少生病。这个年龄的宝宝主要表现是揉眼睛、晚上睡觉不踏实，过敏严重的宝宝会经常鼻子堵、打喷嚏。另一个典型的表现就是宝宝突然不吃奶，或者需奶量明显减少。如果宝宝有这些症状，并在9~11个月的时候得了喘息性肺炎或毛细支气管炎，宝宝以后患哮喘的机会就很大。

❷ 3~5岁，这个年龄段是过敏的高发期，由于宝宝已经能够外出，接触外界的过敏源越来越多，所以过敏主要在这个时期发作明显，特别是宝宝上幼儿园，长期接触另外的环境，交叉感染。这个期间主要发病表现为，反复发热或者高热不退，经常伴有头疼、头晕，嘴里有臭

味。这是鼻前庭炎或者急性鼻窦炎。高热惊厥和心肌损伤也主要发生在这个阶段，绝大部分高热惊厥的宝宝都患有慢性鼻窦炎。心肌损伤的表现就是晚上睡觉的时候爱出汗，不爱走路。半年不增体重，或者体重变化不大。

❸ 5~8岁，孩子消瘦，爱动、爱出汗，话多、很聪明，但脾气比较大、马虎。有慢性鼻窦炎的孩子经常高热、扁桃体化脓。总结两句话：一是没有长骨头，站不直，坐不正，老是靠着人；二是没有长耳朵，别人说话像没有听见一样，还有就是做事情比较磨蹭。

❹ 8~12岁，孩子体力不好，喜欢趴着、躺着，有驼背或者含胸。或者放学回家第一件事情就是躺下来或者靠在什么地方。老师反映孩子比较聪明，就是不听话或者不用功，丢三落四。

❺ 12~16岁，孩子学习马虎或者学习成绩下降，或者学习成绩不稳定，忽高忽低。老师会发现孩子上课老想睡觉，注意力不集中。比较逆反。

辨识途径之三：性格特点

过敏体质的孩子，在性格上往往有非常明显的几个特点：

❶ 聪明；

❷ 好动；

❸ 急躁，爱发脾气；

❹ 话特别多；

❺ 精力旺盛，好象有使不完的劲儿；

❻ 入睡困难，不爱睡觉。

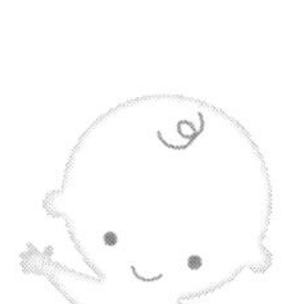

了解宝宝常见信号

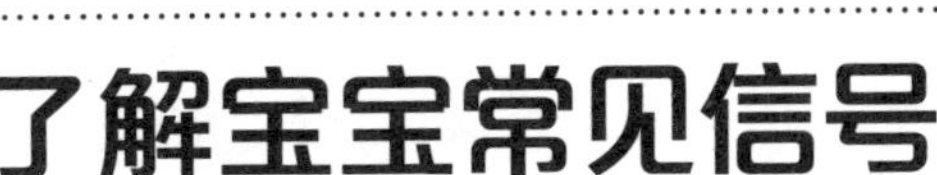

杨　维
湖南省儿童医院新生儿四科护士
郑启仲
河南中医学院第一附属医院国医堂儿科主任医师

宝宝眼屎多要注意

有些宝宝眼屎多，家长误以为是吃奶粉上火，或妈妈吃了易上火的食物后，宝宝吃母乳导致的，便拼命降火，但不见好。

其实，宝宝眼睛有分泌物是一种轻度感染性疾病。可能是分娩过程中感染导致的结膜炎；还可能是宝宝鼻泪管较短，发育不全，使眼泪无法顺利排出，导致鼻泪管堵塞，眼屎累积。

家长可用脱脂棉（尽量不用棉签，以防戳到宝宝眼睛）蘸上温开水清洁宝宝双眼，每天2次，由内眼角到外眼角，轻轻擦，且每只眼各用一块脱脂棉，以防交叉感染。

同时，可适当按摩帮助打通鼻泪管：洗净双手，用拇指按住眼睑内侧的泪囊，用力顺着鼻翼向着鼻孔方向滑动，每天4次，并按时点抗生素眼药，以减少细菌感染。

宝贝汗多或因气虚

常有家长来门诊咨询，说宝宝出汗比较厉害，“天都不怎么热了，穿得也不多，坐着不动就出一身汗”。

宝宝阳气旺盛，再加上生性爱动，因此多汗很正常。但也有些宝宝多汗与体质差及一些疾病有关，家长要警惕。

如果天气不热，宝宝没活动、穿的衣服也不多，但却在出汗，可能跟气虚有关。如果症状较轻，可给宝宝吃点玉屏风散或玉屏风颗粒。有个小验方也可试试：用浮小麦10克、红枣2枚、黄芪10克煎水喝。这是根据中医经典方子“甘麦红枣汤”转变而成的，甘麦红枣汤主治更年期女性燥热，此方取里面的浮小麦和红枣，再配上黄芪，不仅可敛汗，还能补气健脾胃。

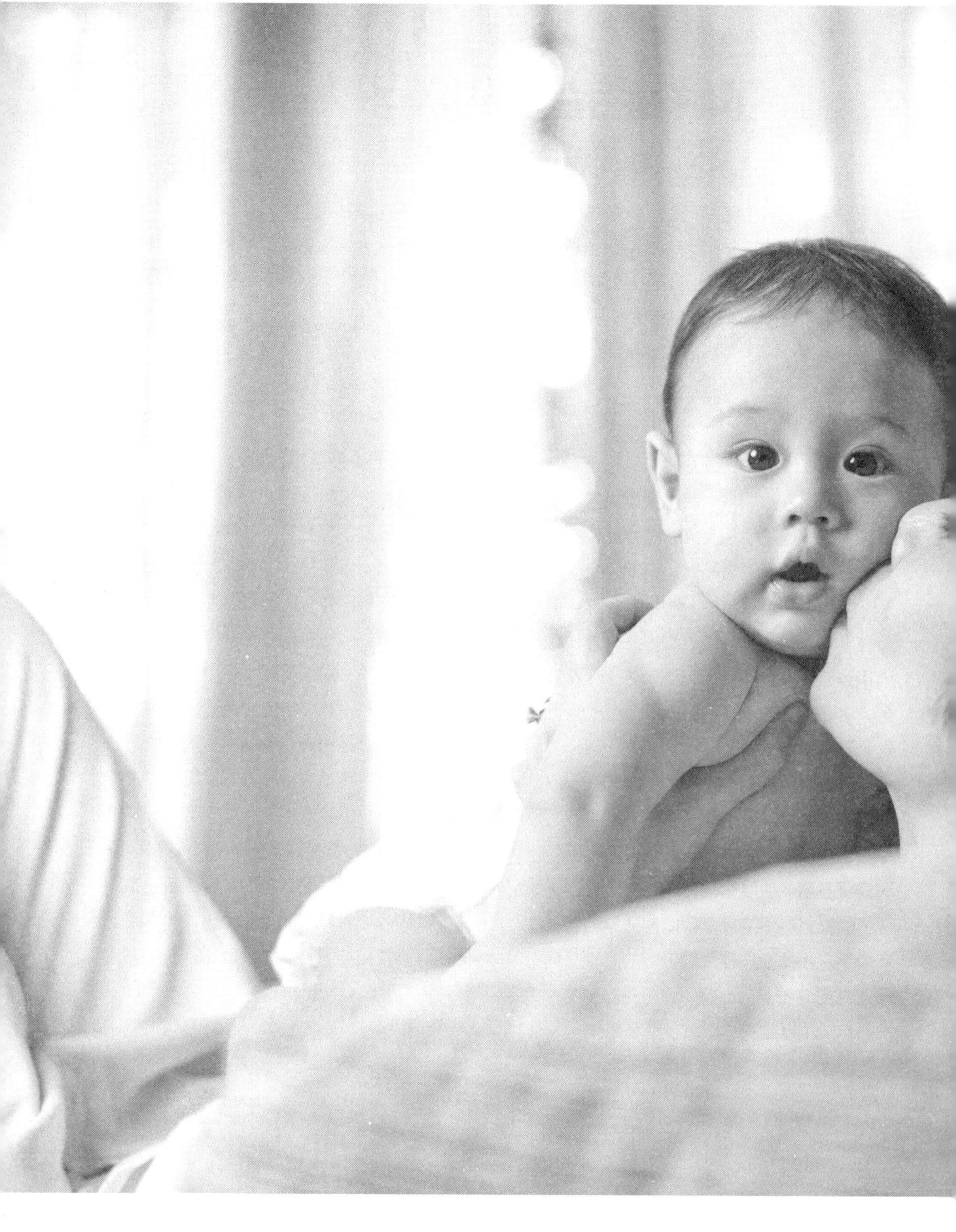

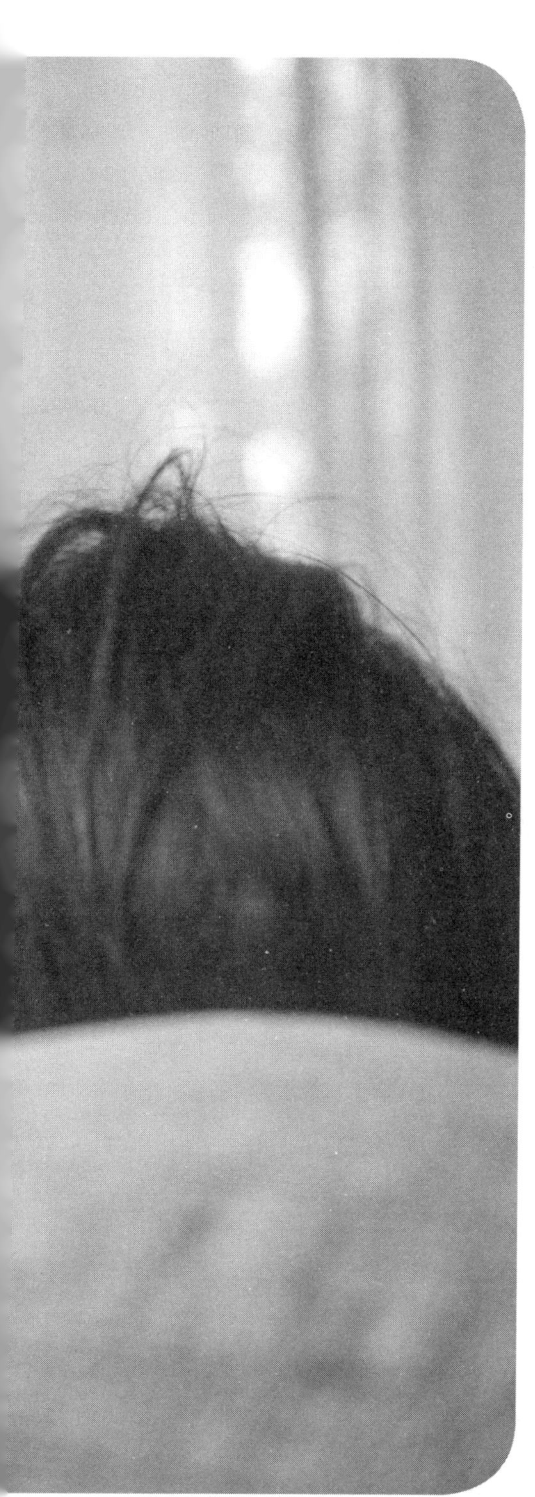

05

第五章

常见病攻略，宝宝生病Hold住

再没有比宝宝生病更让父母担心的了。宝宝由于身体还没发育成熟、抵抗力较成年人差，很容易感染各种各样的疾病，例如：腹泻、积食、扁桃体发炎等。虽然都是一些常见的“小毛病”，但却足以让每一个宝宝的父母忧心忡忡、寝食难安好一阵子。父母一定要学会正确的护理，促进宝宝尽快恢复健康。

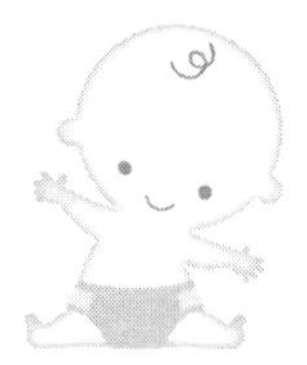

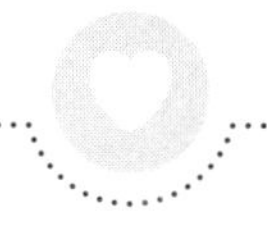

新生儿有这些症状不用急

新生儿的微小变化都会让新手妈妈焦虑不安。其实，有些症状是宝宝生长发育过程中的正常现象，妈妈们大可放宽心，不用动不动就往医院跑。

孙岩峰
中国武警总医院儿科医师

鼓肚子

妈妈体验： 宝宝2个月时，肚子鼓鼓的，比胸脯还要高，让我吓一跳，怕是吃多了。后来听老人们说，别的宝宝也这样，随着年龄的增加，会渐渐变得平坦。因为宝宝肚子小却要容纳和成人同样多的内脏器官，所以肚子常常会鼓鼓的像个“小皮球”似的。

医生提示： 宝宝的腹壁肌肉尚未发育成熟，在腹肌没有足够力量承担内脏重量的情况下，腹部会显得比较凸出，特别是宝宝被抱着的时候，腹部会显得凸出下垂。宝宝身体前后是呈圆形的，不像大人那样略呈扁平状，这也是宝宝肚子看起来胀鼓鼓的原因之一。

需要去医院： 腹胀合并呕吐、食欲不振、体重减轻、排气排便不畅，甚至有发热、便血症状；肚子胀鼓有绷紧感；呼吸急促；腹部能摸到类似肿块的东西，就需要去医院。

打激灵

妈妈体验： 宝宝3个月时，睡觉总是突然一下一下地打激灵，两个胳膊挥一下，眼睛也突然睁开，有时就醒了。把我吓得够呛，总是埋怨宝宝的爸爸干什么事都那么大声，肯定是把宝宝吓着了。后来别的妈妈告诉我，她们的宝宝也是这样的。

医生提示： 宝宝从出生到3个月大的时期被称为听性反射期，表现为当突然听到60分贝以上的声音时会出现全身抖动，两手握拳，前臂迅速屈曲或皱眉头、眨眼、睁眼等，这在医学上称为惊吓反射。有家长以为是宝宝特别害怕关门，因为听到关门声，就会全身抖动或两手握拳，其实这是宝宝的正常发育过程和阶段。

需要去医院：有时宝宝高热也会引起打激灵，这时候要赶紧对症治疗。惊吓反射通常到宝宝4个月大后消失，超过4个月若睡觉时宝宝还打激灵，也需要去医院检查一下。

打嗝

妈妈体验：宝宝打小就不能大笑，一笑就打嗝，一声接着一声，弄得大人心里很难受。曾经一段时间，我常往医院的肠道门诊跑，生怕宝宝是哪里发育不好，总想看看用什么药能让宝宝不再如此打嗝。听别人说，宝宝大点就好了，后来发现果然是这样。

医生提示：宝宝的胃正处于发育阶段，形状平直，像一个两头开口的瓶子，进口为贲门，此处括约肌尚未发育完全，稍显松弛，出口为幽门，时常会出现痉挛，所以造成打嗝。新生儿打嗝多为良性自限性打嗝，喝点热水可能一会儿就自行好转。

需要去医院：如果宝宝长期打嗝，或者几岁的儿童仍然频繁打嗝，就要考虑胃食管反流等胃病的可能性，需要到正规医院就诊，查明病因后再做治疗。

夜哭

妈妈体验：真是应了俗语说的“我家有个夜哭郎，夜夜啼哭到天亮”。我家宝宝就爱哭，尤其是到晚上十一二点，不夸张地说真是号啕大哭，好像谁欺负她似的，每天都得哭上个半个小时才能慢慢入睡。有时候睡到半夜还会突然一声凄厉的哭声，弄得我头皮一紧。在网上寻求答案，很多妈妈都有和我类似的经历，有的人说没事，有的人却说可能是缺钙。

医生提示：宝宝晚上夜哭的原因有很多，比如睡前过度兴奋或紧张、生活环境变化，如出门、睡觉不定时、搬新屋、来陌生人，或者睡眠条件不好引起不适等，也可能是缺钙的表现。但是如果单凭夜哭一项就确定宝宝缺钙，那就太片面了。

需要去医院：如果宝宝夜哭的同时还伴有出牙晚、前囟口闭合延迟、方颅、肋骨外翻等现象中的一种或几种，可以考虑宝宝是缺钙，这时需要到正规医院就医。如果宝宝长时间夜哭还伴有发热等其他症状时，也应及时请医生检查诊治。

湿疹

妈妈体验：宝宝满月的时候，脸上、肚子上、背上长了不少小红点。到医院开了药膏回来抹，可总不能去根。偶然一次在楼下带宝宝遛弯的时候跟别的妈妈交流，她们纷纷说没事，给宝宝穿薄点就好了，可能是热着了。

医生提示：宝宝湿疹是一种常见的、多发的、会反复发作的皮肤炎症。宝宝湿疹在新生儿期即可发生，3~6个月时较重，以后逐渐好转；冬春季重，夏季较轻；一般在接近1周岁时湿疹多会痊愈。如果不是很严重，没有明显红肿、瘙痒等，涂些婴儿护肤品就可以了。

需要去医院：如果宝宝瘙痒症状很明显，小手又抓又挠，就该看医生和及时用药了。特别是如果湿疹反复出现、合并感染等情况严重时，更应该尽早就诊。而且不要随便给宝宝涂药，以免加重过敏。

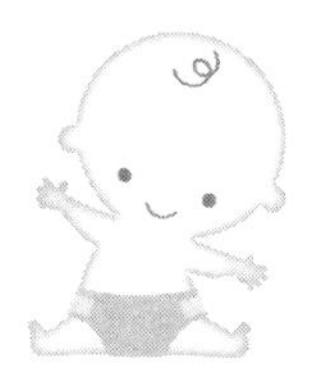

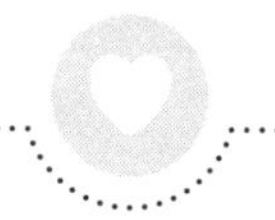

宝宝遭遇“八月危机”

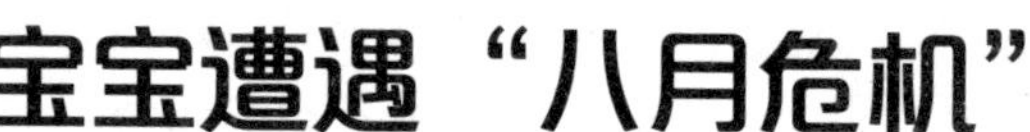

宝宝到了8个月大，会突然莫名出现很多“毛病”，先是黏人，像个树袋熊一样整天挂在妈妈脖子上，紧接着就是毫无来由地拉肚子，又或者猝不及防地来一次幼儿急疹……过了最初几个月的“蜜月期”，从这个月开始，新手父母们开始领教了宝宝生病时的那种身心俱疲，有人称这段日子为宝宝的“八月危机”。

孙岩峰
中国武警总医院儿科医师

危机一：幼儿急疹

为何发生在8个月大时？宝宝在8个月以后从母体获得的免疫力已基本消失。没有发热病史的宝宝，到8个月如果出现38℃以上的高热，首先应该考虑的是幼儿急疹。半数以上的宝宝在出生后6个月至1周岁半期间会出现幼儿急疹，而8个月尤其多。

幼儿急疹也叫烧疹或玫瑰疹，是由病毒感染而引起的突发性皮疹，一年四季都可以发生，春、秋两季较为普遍。其最显著的特点是，发病初期只是持续发热3天，宝宝气色不佳且没有精神，量体温在38~39℃。有时出现轻咳、流少量清涕等症状。在第4天退热以后开始出疹。在发热的头3天里，宝宝的症状与感冒、睡觉着凉、扁桃体炎是完全一样的。只有到退热后疹子出来，才能最后确诊。退热后，宝宝的胸部、背部会出现像被蚊子叮了似的小红疹子。幼儿急疹一般在退热以后才会出疹。完全恢复要在第5天或第6天，随着热退疹出，宝宝出疹逐渐变少，精神也恢复，就逐渐痊愈了。

应对方法：温水擦身来降温

千万不能慌，退热+护理是唯一的好办法。让宝宝多休息，室内保持安静和空气新鲜，被子不要盖得太厚。经常给宝宝擦汗以免着凉，保持皮肤清洁。多给宝宝喝开水或果汁，以利于出汗和排尿，促进毒物排出。宜吃流质或半流质饮食。可用温水或37%的酒精为宝宝擦身降温，当体温超过38.5℃时，可服用退热药控制体温。

危机二：腹泻

为何发生在8个月大时？小于6个月的宝

宝，由于体内有母亲的抗体保护，不易患腹泻，但到6~8个月，尤其是进入秋冬季节，随着辅食量的逐渐增加，室外活动也更加增多，很容易因病毒感染而引起腹泻。

一般患儿感染病毒后1~3天发病，病初几乎都有呕吐，持续2~3天。多数患儿有发热现象，体温多在38~40℃，持续1~4天。病后2天出现腹泻，病程3~4天为极期，大便每日10次左右，水样便或蛋花样便，呈绿色或乳白色，可有少量黏液，无脓血，无腥臭味，腹泻多在病后4~7天自愈。

应对方法：不能断母乳

及时补充水分，多饮淡盐水或口服补液盐。有的老人会劝妈妈说，宝宝腹泻说明这时该断奶了。事实上，越是在宝宝腹泻期间越要提倡母乳喂养，母乳是无菌的，被污染的机会极少。人工喂养的宝宝，腹泻期间可以喝稀米汤或稀释牛奶，逐渐正常后改为正常饮食。

照看人的洗手习惯很重要，必须用肥皂与清水。保持室内通风，及时处理宝宝的排泄物。每次患儿大便后要用柔软的棉布蘸着温水轻轻清洗臀部，保持臀部干爽。宝宝腹泻如果3天不见好转或出现以下症状时必须尽快就医：

❶水样大便次数或量增多，腹泻每天超过8次，或量比平时多出两三倍，或排出的全是水，且呈喷射状；

❷患儿频繁呕吐，或不愿喝水；

❸体温超过38.4℃；

❹大便带血。

危机三：黏人

为何发生在8个月大时？8个月大的宝宝，心理上有一个显著特点就是出现了第一次的“分离焦虑”，这是由宝宝的生长发育特点决定的。

在宝宝踏入人生不到1年的时间内，种种急切的需求——食物、外界刺激、更换尿布等，促使他与妈妈建立了一种关系，这种关系被心理学家称为依附。到宝宝6~8个月大时，这些世界上最无助的小生命将会依附于照顾他的人。此时通常表现为宝宝对妈妈的强烈依附感，不喜欢陌生人，时常黏着妈妈，关注妈妈是否在身边，向妈妈寻求安慰。

应对方法：爸爸充当第三者

应对8个月宝宝的这种依附情绪，最好的办法就是增加他和爸爸的接触。陪伴宝宝的多半是妈妈，但并不表明宝宝不懂得区分成人。恰恰相反，宝宝在6周甚或3周时就可分辨出爸爸和妈妈。妈妈陪伴时较为安静，爸爸出现时则比较激动和兴奋。有研究显示，爸爸积极参与照顾的宝宝在父母分开时或遇上陌生人时哭得较少。并且爸爸帮助照料的宝宝较少有暴力倾向，智商指数较高，不易冲动，社会适应能力较强，所有心理健康指数都比较高。要平稳过渡这个依附期，爸爸要尽可能多地参与照顾宝宝，多抱抱宝宝，多和宝宝玩，让宝宝更多地从爸爸身上得到责任、奉献、无私和爱。

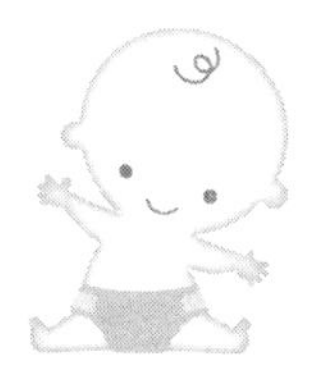

小毛病，喝点“宝宝水”

天气一冷，屋里还没供暖，宝宝可遭罪了，咳嗽、有痰，要是家里开了空调取暖，呼呼的热风还会让宝宝出现嘴唇干燥的上火情况。为这些小毛病去医院，费事花钱，不留神可能在医院被传染感冒了，不划算。其实，熬一些“宝宝水”，这些小毛病就可治好了。来看看“宝宝水”是怎么做的吧。

杨国华
中国中医科学院望京医院内科主任医师

荸荠水：化痰

宝宝喉咙里会有痰咳不出来，“呼噜呼噜”作响，脸也憋得通红，看上去非常难受。痰是气管炎症产生的分泌物，其中有许多致病菌，若不排出，不仅疾病难愈，容易堵住呼吸道，造成呼吸不畅。

荸荠本身就能清热化痰、生津润燥，味道甜脆，熬水后会留有荸荠的清香和丝丝甜味，因此宝宝喜爱喝。

怎么做：最好挑选个头大、颜色为洋紫红、顶芽较短的荸荠，这种荸荠质量较好。

将2~3个荸荠去皮，切成薄片，放入锅中，加一碗水，在火上煮5分钟即可。对于1岁以上的宝宝，根据口感也可以加点能够润肺的蜂蜜。

南瓜水：祛火

天冷，宝宝出去活动的机会少，呆在家里空气干燥，如果室内开空调等，就会出现嘴唇干、流鼻血等情况。此时，给宝宝增加富含维生素A、维生素E的食品，对改善干燥祛、除火气很有帮助。

怎么做：南瓜的制作方法很多，可煮粥、蒸食、做菜，吃起来软糯香甜，但略微有点干。不妨试试南瓜水，一方面能增加宝宝的饮水量，另一方面，南瓜富含β胡萝卜素，由人体吸收后可转化为维生素A，可改善干燥的症状。

用南瓜200克切片，加水1000毫升，也可以放几颗红枣，煮一会就好了。需要注意的是，宝宝吃南瓜也不能过量，南瓜水也不要一天到晚喝，否则β胡萝卜素摄入过量会沉积在皮肤中，让宝宝变成“小黄人”。

大蒜水：止咳

着凉后，宝宝一般是风寒咳嗽，咳几声都会让家长揪心，于是赶紧吃止咳药。

这样做其实不妥，因为咳嗽本身是机体一种自我保护性的反射动作，呼吸道里的脏东西就要借咳嗽的力量被排除体外，所以止咳应以化痰为前提。

着凉后主要是风寒咳嗽，会出现咳嗽咽痒、舌质淡红、舌苔薄白，这个时候就可以让大蒜来帮忙。大蒜性温，入脾胃、肺经，治疗寒性咳嗽、肾虚咳嗽效果非常好。

怎么做：大蒜气味辛辣，吃后还有一股子“怪味”，一般不会给宝宝吃，但蒸大蒜水口感就好多了。

取大蒜2~3瓣，拍碎，放入碗中，加入半碗水，放入一粒冰糖，在碗上加上盖子，放入锅中蒸，大火烧开后改小火蒸15分钟即可。大蒜可以不吃，蒜水一天喝2~3次，一次小半碗。如果是5~6岁的孩子，大蒜头可放4~5瓣。

萝卜水：消食

宝宝整天呆在家里，活动少了，嘴自然不闲着，各种小零食杂七杂八吃下肚，很容易积食。宝宝一积食就离发热感冒不远了，所以要消食。一般会想到山楂片之类的，可是山楂片吃多了对护齿也不利。都说“冬吃萝卜夏吃姜”，宝宝消食也可以用萝卜水。

怎么做：白萝卜洗净，切4~5薄片，放入小锅内，再加大半碗水，放火上烧开后，再改小火煮5分钟，可以适当加点冰糖，等水温了给宝宝喝。萝卜顺气，自然就能消食、生津、健胃，缓解肚子胀的情况，可以一日喝2~3次。

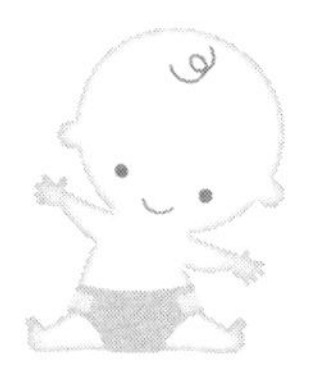

爱儿，别忘爱耳

相对于眼睛来说，耳朵似乎颇受“冷遇”。很多家长会担心宝宝得近视，但一般不会想到宝宝的耳朵是否健康，因此像中耳炎等儿童常见疾病就往往在早期被忽略了。

李　赟
湖南省儿童医院耳鼻喉科副主任医师
彭湘粤
湖南省儿童医院耳鼻喉科主任护师

鼻窦炎引起中耳炎

一个5岁的男孩被查出患中耳炎，询问后发现，这是鼻窦炎长期未治引起的。原来，男孩早有鼻窦炎，长期流脓涕，伴鼻塞，家长一直没重视。得知原因后，家长很纳闷，鼻窦炎咋会引起中耳炎呢？它们如果相互连通，那儿子每次流脓鼻涕时，为何没发现脓鼻涕从耳朵里流出来呢？

其实，道理非常简单：鼻腔与鼻咽腔相通，而鼻咽部的侧壁又是咽鼓管咽口开放的位置，咽鼓管的另一端通向中耳鼓室。幼儿咽鼓管较短，且相对宽敞、平直，所以鼻腔、鼻咽部的感染就易通过咽鼓管蔓延到鼓室，引起中耳炎。

因此，当您发现宝宝常流脓鼻涕，就很可能合并了鼻咽部的炎症，如果同时还有头痛存在，往往是由中耳炎的脓液压迫所致。如果出现耳流脓，表明鼓膜已溃破，脓液对鼓室的压迫减轻，那头痛也会相应减轻。

温馨提示：一旦发现宝宝耳朵流脓，表明已是化脓性中耳炎，应立即带宝宝就诊。需注意，宝宝耳朵流脓，千万别把难溶的干粉往耳朵里撒，以免堵塞耳道，妨碍脓液引流，使炎症向乳突发展，造成脑膜炎及全身感染等。

宝宝耳痛有信号

据统计，婴幼儿中耳炎的发病率比成人高10倍左右，且常反复发作，是何原因导致的呢？

首先和婴幼儿的生理结构有关，儿童咽鼓管短而宽，啼哭时眼泪和鼻涕流到咽部，易经咽鼓管流入鼓室而引起中耳炎；还可能与喂奶姿势不当有关，有的家长让宝宝平卧在床上喂奶，易发生呛奶，使奶汁和咽部分泌物一同进入中耳，导致中耳炎。

宝宝得了中耳炎后，一定要及时就医，不宜自行服消炎药。婴幼儿机体抵抗力差，中耳炎治疗不及时，可向附近器官扩展，如引起乳突炎甚至颅内感染等严重后果。

宝宝得了中耳炎，可出现耳痛，但宝宝小，不会表达，常表现为烦躁、哭闹、夜眠不安、摇头或用手揉耳等。由于吸吮和吞咽时耳痛会加剧，所以患中耳炎的宝宝往往不肯吃奶。

温馨提示：如何预防婴幼儿中耳炎？给宝宝洗澡、洗头时，妈妈用一只手的拇指和中指从他耳后向前按，拇指按住一侧耳廓，中指按住另侧耳廓，堵住双外耳道，避免耳进水。喂奶时，别让仰卧宝宝，可采用斜抱姿势，且别太急，防止宝宝来不及吞咽而引起呛咳，使乳汁进入中耳；宝宝患感冒或其他呼吸道传染病时要积极治疗。

玩具声最好别超60分贝

当宝宝哭闹时，很多家长为转移其注意力，往往拿些响声较大的玩具给宝宝玩，殊不知，长此以往，可能会伤到宝宝的听力。

噪声是通过听觉器官传入大脑皮质，引起中枢神经系统一系列不良反应的。儿童的感官和神经系统都较敏感、娇嫩，噪声对其危害更严重。一旦它们受到损伤，就不能再把声音传送给大脑了，而这种损伤多是不可逆的。

噪音大小的衡量标准以分贝为单位，日常普通谈话声为30~40分贝，高声说话为80分贝，大声喧哗或高音喇叭为90分贝。40分贝以下的声音对宝宝无不良影响；超过70分贝，会对宝宝听觉系统造成损害；如果噪音常达到80分贝，宝宝会产生头痛、头昏、耳鸣、情绪紧张、记忆力减退等症状。

温馨提示：家长给宝宝挑选玩具时应考虑噪声因素，最好使之低于60分贝；避免宝宝长时间接触高音喇叭或在噪声大的游乐场中待的时间太长；电视机、DVD等要注意音量适中；用电子读物时，距离宝宝耳朵不要过近等。

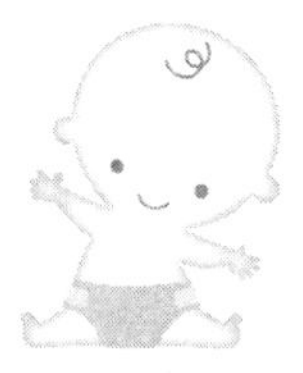

别小瞧了扁桃体化脓

人体的任何一个器官都不是多余的，但是任何情况都不是绝对的，看待疾病需要辩证地去思考。如果当某个部位反复生病（如扁桃体反复化脓）或急性发病（如急性阑尾炎），这个部位就成了感染灶，会产生一系列的危害。这个时候，弊大于利，切除它反而比保留它更为重要。

刘海燕
西安交通大学第二附属医院小儿内科主治医师

一封家长来信引发的思考

不久前，我收到一封家长的来信："刘大夫，您还记得您曾经收治了一名一年12次扁桃体化脓的2岁4个月的小女孩吗？2009年4月，孩子因为扁桃体化脓住在二附院儿科，您就是我们的主治大夫。很清晰地记得您跟我说：'这次出院如果扁桃体再化脓，就考虑割掉吧。我小时候扁桃体老化脓，医生建议摘除，可是一直犹豫着，后来得了心肌炎，这才决定摘了扁桃体，真后悔摘得晚了。'听了您的话，我终于下了决心。5月底，孩子又犯病了，我义无反顾地去找了耳鼻喉大夫。6月4日进行手术，手术很成功。孩子术后到现在一直很好，再生病就是一些头痛脑热的小毛病，不用每个月挂10天吊瓶了。"

看见家长给我的这封来信，我非常高兴，觉得是一封非常有意义的来信。因为在临床中，经常碰见一些和这封信中的孩子类似的病例，几乎所有的家长都有过类似的疑虑：孩子扁桃体反复化脓，听外科大夫讲，最好割掉。可是又有内科大夫说了，尽量保守吧，扁桃体有一定的防御功能。割了会不会导致免疫功能低下？会不会反而加重了病情？外科手术有手术风险，需要麻醉，这个手术值不值得动呢？

我想说的是，人体的任何一个器官都不是多余的，但是任何情况都不是绝对的，看待疾病需要辩证地去思考。如果当某个部位反复生病（如扁桃体反复化脓）或急性发病（如急性阑尾炎），这个部位就成了感染灶，会产生一系列的危害。这个时候，弊大于利，切除它反而比保留它更为重要。

扁桃体反复化脓，家长该怎么办

❶ 扁桃体反复化脓的孩子，首先应该查找原因，去医院检查下看看有没有慢性鼻炎？有无睡前喝奶的习惯？有没有贫血、营养不良或免疫功能缺陷等因素？去除了诱因，自然免除了手术这个程序。

❷ 家长应该了解扁桃体发育的特点。扁桃体自宝宝出生后的10个月开始发育，4岁～8岁是发育的高峰期。这个年龄段扁桃体稍大，也最容易感冒；12岁左右停止发育。所以，让孩子养成饭后漱口、睡前刷牙的习惯。

❸ 扁桃体肿大的孩子当中，有相当一部分属于过敏体质，比如出湿疹和荨麻疹，有过敏性鼻炎，常便秘等；还可能同时患有腺样体肥大致使张口呼吸和睡眠打鼾、哮喘等。所以，孩子反复生病，除了和扁桃体感染有关以外，还和慢性鼻炎、过敏体质有关。就是说，扁桃体反复感染时，还要同时查有无别的病，不能只是打针消炎。

❹ 扁桃体化脓有可能并发心肌炎、肾炎等。所以，孩子生病的时候，不要只查血常规，必要的时候，需要查尿常规、心肌酶等。

❺ 扁桃体化脓合并高热不退，要排除是否合并病毒感染。例如EB病毒感染后会患传染性单核细胞增多症或者川崎病。这类病也表现为孩子的扁桃体化脓。

专家建议

扁桃体摘除后会不会对人体免疫功能造成影响呢？我的理解是，一方面，有循证医学资料表明，摘除扁桃腺的孩子未见影响免疫功能的报道。另一方面，不摘除比摘除更糟糕的话，就要摘除了。当然，具体情况具体对待，究竟摘不摘，需要带孩子去医院分别让内科大夫和外科大夫看一下，听听他们的综合意见，为孩子制定一个最合适的方案。

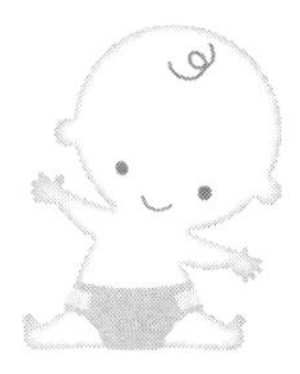

小儿哮喘，坚持治疗才是硬道理

老百姓对哮喘，尤其是儿童哮喘心生畏惧：怕确诊、怕激素、怕运动。“怕”是因为大家对哮喘的认识不足，其实只要不是单纯地对表现出来的症状进行治疗，而是坚持进行长期规范的治疗和科学管理，绝大部分患儿的哮喘都可以得到长期控制甚至达到临床治愈的效果。

侯　伟
西安交通大学医学院第二附属医院小儿内科

哮喘治疗是持久战

在门诊经常被家长询问：“为什么孩子的哮喘治了几年还没好？哮喘需要治疗多长时间？”这是一个很难回答的问题，根据我们长期对儿童哮喘管理的经验，判断孩子哮喘治疗疗程要考虑的因素有：哮喘起病年龄、从发病到开始治疗的时间、是否为合并过敏性鼻炎、家族哮喘遗传史等。

例如，婴幼儿哮喘，无明确危险因素，1年疗程；儿童哮喘，无明确危险因素，2年疗程；儿童哮喘合并过敏性鼻炎或有明显家族哮喘病史，3年疗程。儿童哮喘，父亲或母亲一方有哮喘，4年疗程。

还有家长不明白看哮喘医生为何也要排队等待很长时间？其实是因为对首次来看病的病人进行详细问诊及检查比较耗时。对第一次就诊的哮喘病人，需询问详细病史，大小问题涉及十几项。然后进行详细的查体。再选择合适的治疗药物，还要教患儿和家长吸入药物的方法及注意事项。

治疗哮喘里的经济学

一次查房，发现一个13岁的孩子从3岁开始出现首次哮喘，此后反复哮喘发作，每年3~4次，每次均需要输液或住院1周才能好转。了解孩子病情的医生说，患儿在5岁时已被诊断为支气管哮喘，并开始吸入治疗，由于家长认为药物费用大，没有坚持。

究竟是长期吸入治疗花费多，还是每次急性发作时输液或住院治疗花费多？这其中隐含了一个经济学问题。

依他的情况，其规范治疗开始阶段半年约1020元；维持治疗阶段一年约1020元；停药前维持阶段半年约510元，加上每个阶

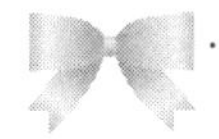

段做肺功能检查共390元。这2年共花费约2940元。而不规范的治疗，2年住院花费就可能接近6000元；呼吸道感染花费接近5000元；增强免疫治疗花费2000元，加起来13000元，还不包括就诊的交通费、挂号费等。

哮喘“帽子”别轻易戴

哮喘的判断有比较严格的条件，有几个“反复”可以帮助判断哮喘，家长要特别留意。

反复喘息，是发作3次及其以上；典型的喘息是一种高调的吹哨声，较轻微的喘息仅限于呼气末。对于喘息，家长最典型的描述是呼吸时出现“猫叫声”，或呼吸不顺，年长的患儿会描述为胸闷或胸痛，甚至头晕、头痛。

反复咳嗽，可以是哮喘的另一症状，尤其是运动诱发性哮喘或夜间发作性哮喘。咳嗽通常无痰，多是阵发性的。当然咳嗽也可与喘息并存。

反复呼吸道感染，持续时间超过2周或容易发展到下呼吸道感染，出现反复支气管炎、毛细支气管炎和肺炎，持续10天及其以上，普通抗炎治疗无效。

专家建议

儿童哮喘绝大多数都可以得到很好的控制，关键是治疗时间要长一些，一般要持续治疗0.5～2年或更长，切忌稍有好转就不治了，过一段时间又再次发作，反反复复。从某种意义上来讲，儿童哮喘病要得以根治，贵在坚持治疗，孩子不咳不喘时也要坚持治疗0.5～1年的时间。

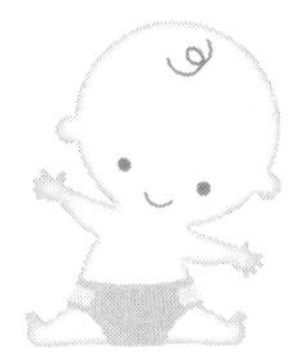
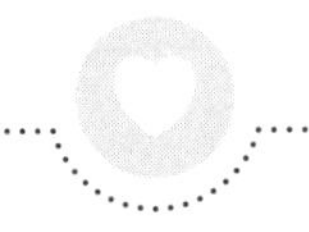

乖乖吃饭有何难

追着喂，哄着吃，宝宝就是不爱吃饭，妈妈很苦恼，长时间厌食会引起营养不良，影响生长发育。可宝宝偏对食物不感兴趣，甚至厌恶吃饭，该怎么办呢？

石效平
中日友好医院儿科主任医师

花样别太多

最重要的是帮助宝宝养成良好的饮食习惯。食物简单，每次吃饭给宝宝不太多的食物，允许他少吃多餐，不要让宝宝养成吃零食的习惯。

让宝宝上餐桌吃饭。大人吃饭的时候，把宝宝放在餐椅上，使他能够看到饭桌上的每样东西和大人们如何用餐，逐渐使他习惯于家庭用餐，与大人平等地吃同样的东西，这样会激发宝宝对食物的兴趣。

不要强迫宝宝吃饭。当宝宝拒绝吃饭时千万不要强迫他吃，否则宝宝便会哭闹，用餐时间就会变成“打仗”时间。如果这时不理他，当他感到饿时自然会吃。要让宝宝觉得吃饭是一种享受。

不要勉强宝宝吃他讨厌的东西。宝宝1岁～2岁时便开始显示出对食物的喜新厌旧，父母对此不要烦躁，要耐心引导。

尽量避免吃快餐食物。这些东西往往是高度精制加工的，含热量多而营养少。也要少吃饼干、糖果、糕点、加有碎水果的果汁等食物。

还厌食？找找原因

最麻烦的是一些胃肠道疾病，如慢性腹泻、胃肠功能紊乱常常会使宝宝食欲减退，除了要及时跑医院，一些中医的调理也不要忽视。

最严重的是一些全身性疾病，如肝炎、结核病等都会影响消化系统功能而导致宝宝厌食，不及时治疗原发疾病，厌食的毛病就不会好利索。还有“吃错药”了，主要有大环内酯类抗生素及磺胺药等。

上述原因可直接影响消化系统，使胃肠平滑肌张力低下、消化液分泌减少、酶活性降低，也可以影响中枢神经系统对消化功能的调节而引起厌食。

还有一些窍门需要家长掌握。宝宝不爱

吃饭，应到医院查一下肝功能是否正常。

锌缺乏也会导致宝宝厌食，所以应测定一下血清锌的含量，看是否存在锌缺乏。如果锌缺乏，应补充锌剂，常给宝宝吃些富含锌的食物，如大豆、花生等。

学点按摩招

在日常生活中还可以试试下面的一些方法。

捏捏脊 让宝宝俯卧在床上，用双手的拇指、食指和中指合作，将宝宝脊柱两旁的肌肉和皮肤捏起，自尾椎两旁双手交替向前推动，至大椎两旁，算捏脊一次，用这种方法连续捏脊3~5次，捏至第4~5次时，用手指将肌肉提起，捏完后以双手拇指在宝宝的背部脊柱两旁做一做按摩。

做按摩 宝宝躺在床上，妈妈边给宝宝讲故事让宝宝充分放松，边将右手四指并拢，在宝宝的脐周围按顺时针方向轻轻推揉按摩，每次最好做15~20分钟，每天晚上做一次。这种腹部按摩可以促进肠蠕动，利于消化系统的工作。

健脾粉 山药250克，薏米250克，芡实200克，大米600克。前三味药分次下锅，用微火炒成淡黄色。大米淘洗后晒干，用微火炒成淡黄色，与前三味药混合碾细过筛。每次取一汤匙，加入芝麻油、糖或盐，用开水拌成糊状，每日服两次。

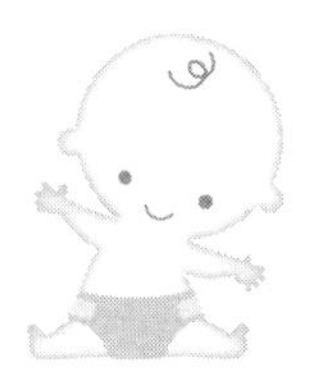

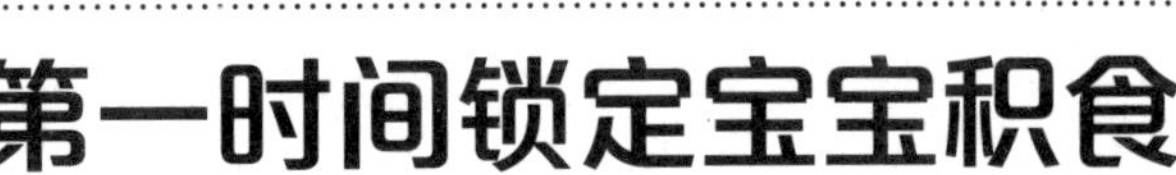

第一时间锁定宝宝积食

宝宝就像金鱼，看到喜欢吃的东西就会吃。如果家长不阻拦，宝宝就容易积食，再不及时调理，就容易引起高热等病症。

罗大伦
中日友好医院儿科主任医师

宝宝最容易积食

宝宝特别容易积食，这是宝宝的特点。现在绝大多数宝宝的脾胃太弱，家人给他吃了过多好吃的，容易堆积在胃肠里面了。比如奶油蛋糕，很多都是反式脂肪做的，如果大量吃下去，很容易生病。总有家长对我说，昨天孩子开生日晚会，然后剩下的一半蛋糕孩子都给吃了，然后今天就开始哮喘了。

什么是积食呢？宝宝对某些特定的食物突然摄入过多，超过了脾胃的运化能力，结果导致脾胃功能减弱，这就是积食。宝宝看到喜欢吃的东西，就会吃，此时需要家长阻拦。可是，有的父母觉得爱孩子，就是要把他最喜欢吃的东西提供给他们，让孩子吃个够，结果反而伤害了孩子。

我举个例子来形容积食。比如我们把电脑里面的文件同时打开，让一千多个程序同时运转时，电脑就会死机，这种死机就和积食一样。每天吃多样、适量的食物没有问题；但吃同一种东西，且吃得非常多的时候，超出了胃肠的运化能力，就导致胃肠的“死机”了。

勤观察，早发现

积食是能被早期发现的，从宝宝有没有胃口就可看出端倪。有的宝宝一点东西都不想吃，没有胃口，这往往是食物积在胃部，胃不能受纳了。不过，有的宝宝特别能吃，可就是很瘦，这也是积食，积在脾了，脾无力运化，身体吸收不到营养，于是发出求助信息，需要吃更多的东西，宝宝吃得越多，脾越无力运化，最后就都泻出去了。

积食还有哪些表现呢？积食的宝宝舌苔中间会开始变厚，有的是全部变厚，有的只是在舌体中间出现一个硬币一样的变厚的圆圈。

宝宝的嘴里开始有异味了，这就是胃气

不降导致的口中异味，有的宝宝还会嗳气，反出酸腐的味道，严重的还会呕吐。这就是有积食了。

有的宝宝大便特别臭，有酸腐的味道，古人形容“臭如败卵”，这也是积食症状之一。

绝大多数宝宝，此时不想吃东西，不想喝奶，很容易烦躁啼哭，晚上睡觉不安稳。

如果宝宝会形容自己的身体情况，会说自己脘腹胀满。

有形积食和无形积食要分别对待

积食可以分成有形积食和无形积食。有形积食是刚吃进去的食物还停留在胃里，遇到外邪就易引发急症。比如宝宝奶油蛋糕吃多了，第二天就发热感冒，这就是积食诱发的。

不过，也有家长问了，宝宝每顿饭只喝粥，别的不吃，为何还积食？其实，这是无形的积食。这时，胃肠里残留食物不多，或积滞的食物早就不在了，但宝宝的脾胃功能还是不太正常。不及时调理，会逐渐变成“疳积（饮食不当导致严重营养吸收障碍）”。

对于有形的积食，我们可以找中医调理。不严重的，也可以自己用焦三仙各6克、炒鸡内金6克，熬水给宝宝喝。焦三仙是焦山楂、焦麦芽、焦神曲，其中焦山楂是去肉食之积的，焦麦芽和神曲是清谷面之积的。炒鸡内金有化瘀消积的作用，对于促进脾胃功能很有好处。取焦三仙各6克，熬水喝，一般服用两三次宝宝的积食就会清除，可能身体就健康了。

如果宝宝的积食已经比较重，要进入无形之积的程度了，就要找医生治疗了，一般需要在消食导滞的基础上，加入一些滋补脾胃的药物，这样才能帮助宝宝恢复健康。

专家建议

消积的东西也不能常用。宝宝积食了，给他喝两天消食导滞的药物，症状缓解后就不要喝了。千万不要让宝宝的脾胃知道有一种外来的东西能够替代脾胃，否则他的脾胃功能会变弱。所以喝两天中药，一消掉积食，马上停住。这是宝宝积食初期的处理方法。

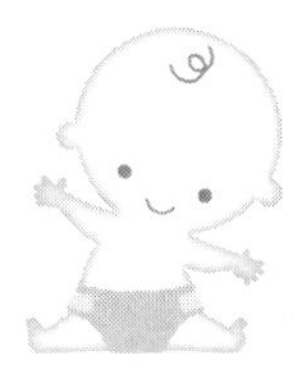

宝宝腹泻妈妈来当首诊医

宝宝腹泻，首先要明确腹泻的原因。查出病因，在很大程度上要靠家长提供线索，并且来医院时带上宝宝的大便。查便是最基本的检查手段之一。

石效平
中日友好医院儿科主任医师

宝宝腹泻看大便

医生诊断宝宝腹泻主要靠两点：一是宝宝最近的喂养情况，如吃了些什么，宝宝是否发热，有无呕吐，精神如何，尿量少不少等。还要“问问大便”。

除大便习惯的改变，医生更关心宝宝大便的“模样”。如大便呈稀糊状，有黏液或血，一般由炎症引起，如肠炎、细菌性痢疾等；大便呈稀糊状，有奶块，屁很臭且腹胀，则可能是消化不良引起的；大便呈水样、蛋花样，一般应考虑是轮状病毒性腹泻。有了初步判断，再结合化验结果，就能判断宝宝腹泻的原因，对症治疗了。

要会留取大便

以前以为留便很简单，不用教，但还真不是那么回事。我曾在出门诊时遇到有的妈妈捧个尿不湿或尿布过来，让我看宝宝的大便，这种方法不可取，因为宝宝大便中的水分都已被尿不湿或尿布吸干，会影响诊断结果。

正确的取便方法应是，家长让宝宝便到塑料袋或其他容器中，然后从中挑选出最不好的那部分（比如有黏液的、有血的），放到玻璃瓶或塑料瓶中，然后送医院检验，而且应是1个小时以内的大便，否则影响检验结果。

从源头上防腹泻

宝宝腹泻原因大概有几种，家长可小心提防。比如，饮食不卫生，病从口入；饮食过量致消化不良；长期大量用抗生素致胃肠菌群失调；苦寒类清热解毒药大量叠加使用；睡觉着凉了；肠道敏感、乳糖不耐受等。

夏天腹泻多因饮食不卫生导致，如奶瓶不干净或水果没洗净等。夏季，宝宝的奶瓶要及时刷洗干净，可多买几个奶瓶轮流用，

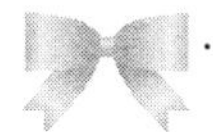

用完先洗净放一边，等其他奶瓶用过后一起上锅蒸以消毒。

当气候变凉，气温开始走低时，宝宝睡觉容易着凉，一定要注意腹部的保暖。家长可以将宝宝的上衣扎在裤子里，或穿些高腰、护脐的衣物。

“一泥一水”缓腹泻

宝宝腹泻后，除了用药，还可以食疗，给大家推荐“一泥一水”。

“一泥”是指胡萝卜泥。胡萝卜富含果胶，可促进大便成形。将胡萝卜去皮切块，蒸得烂烂的，用小勺一压就成了泥，每次给宝宝吃一到两勺，一天吃三四次，可稍加水搅拌。宝宝吃胡萝卜泥后大便的颜色可能会变红，家长不用担心。

“一水”是指咸米汤，可用大米或小米熬制，少放米多放水，煮至稀烂。喝时加点盐，有咸味儿即可。这个汤不仅能补水，还能补充盐，防止电解质紊乱。

专家建议

来医院前，记录宝宝的大便次数、大便模样，用玻璃瓶留取大便，给宝宝测体温。来医院后，先请医生给宝宝开张化验单去查大便，以免候诊时间长而影响结果。就诊时把在家记录的内容给医生看。回到家里，给宝宝按医嘱吃药，多给他喝水，调理好宝宝饮食，护理好宝宝的小屁股。如发现宝宝腹泻加重、呕吐频繁、精神萎靡，应及时去医院。

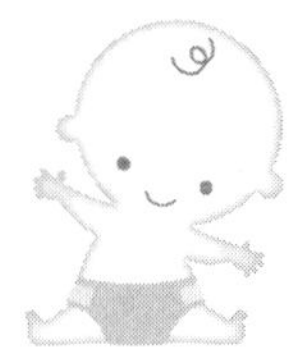

莫把肠绞痛当成腹泻

肠绞痛，听起来就很棘手的名词，倘若发生在宝宝身上，应当怎么应对呢？

崔玉涛
北京和睦家医院儿科主任

错把肠绞痛当腹泻

“孩子腹泻一个月了，吃了很多中药和西药，效果都不好，这是检验单，您看是怎么回事啊？”一位3个月大宝宝的妈妈着急地询问。

看检查单显示是“肠胀气”，怀疑不是腹泻，询问后得知宝宝大便偏稀，泡沫较多，每日3次，偶尔哭闹。据此可基本断定，宝宝不是腹泻，而是肠绞痛！

肠绞痛其实并不是病

肠绞痛多见于6个月内的宝宝，和肠道发育不成熟有关。因为宝宝还不会说话，只会哭闹，而且大便偏稀，很多家长就容易把它误当成腹泻，乱给宝宝用药。肠绞痛有几个明显特征，家长需注意。

肠绞痛的宝宝会定时或不定时哭闹，每天哭闹至少3小时，每周哭闹至少3天，且发作超过3周，一般从出生后3周开始，4~6个月后会逐渐改善；还会睡眠不安、排便费力、吐奶、肚子胀气、排气多、大便稀等。

肠绞痛其实并不是一种病，大概20%的宝宝会发生肠绞痛，通常从出生后2～4周开始。无论宝宝是不是头胎，是男孩还是女孩，是母乳喂养还是配方奶粉喂养，这种情况都很普遍。好在肠绞痛不会一直持续下去。60%的宝宝到3个月左右都会好转，90%的宝宝到4个月的时候就好多了。

7个小方法安抚宝宝

肠绞痛并非不能缓解，可以尝试一下以下方法。

喂奶：这是最容易让宝宝恢复平静的办法，吸吮让他拥有安全感，吃母乳还能有效地防止牛奶过敏的发生，所以，这通常是妈妈最先想到的招数。有些吃母乳的宝宝也经常有肠绞痛的问题，妈妈要注意自己的饮食中是否有可能引起过敏的成分，例如牛奶、咖啡或辛辣食物等，可以停止摄取这些食物，观察宝宝的反应。

轻揉腹部：在手上涂一层婴儿润肤霜或者婴儿油，按顺时针方向轻轻揉宝宝的肚子，有助于排除肠道内的气体。

襁褓的作用：用小被子将宝宝轻轻包裹起来，让宝宝在襁褓里寻找最熟悉的记忆。襁褓的作用相当于妈妈的子宫，被包裹的感觉可以使宝宝找回在妈妈肚子里的感觉，身体上的不适会逐渐减轻，并使其慢慢安静下来。

注意睡姿：可以利用侧睡枕将宝宝保持在侧卧位。这样的姿势对宝宝的腹部有一定压迫，可以在一定程度上缓解腹部疼痛。

声音的模仿：在宝宝耳边有节奏地发出“嘘嘘”的声音。宝宝在妈妈肚子里的时候，一直与妈妈腹部大血管内血液流动的声音相伴，这种声音是有节奏且间断的。熟悉的声音会让宝宝有安全感。有些白色电器的声音也会有相似的效果，比如吹风机、吸尘器，所以往往在家中很嘈杂的时候，宝宝会停止哭泣。

轻晃宝宝或让其趴着玩：将宝宝面朝下放在大人腿上，轻轻摇晃，也能起到一定的镇静效果。宝宝在子宫里通常是头朝下，平时妈妈在活动时，子宫里的宝宝也会感受到轻轻的晃动，和这个动作的感觉比较相似。有时将宝宝置于俯卧位也会获得意想不到的效果。

换个环境换个人：很多妈妈都有这样的经验，自己怎么也搞不定的小人儿，带到医院，竟然就呼呼大睡了，或者索性交给爸爸，爸爸却觉得妈妈是小题大做，因为在他的怀抱里宝宝很快就停止了哭泣。

肠绞痛易和肠套叠混淆

肠套叠是因一段肠道套入另一段肠道所致，宝宝会非常痛，所以一般会剧烈哭闹，蜷着身体，出现便血（果酱样大便）。

还有个区别：顺时针按摩腹部可缓解哭闹，应是肠绞痛；宝宝拒绝按揉或者揉后加重哭闹，那就要警惕肠套叠了。

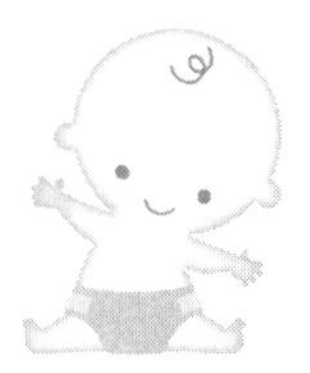

小儿脱肛，不必太惊慌

常有家长带着宝宝到儿科就诊，说发现宝宝大便时有像肠子一样的红红的肉脱出来，起初，便完了自己会缩回去，时间久了，需用手托才能回去，甚至宝宝啼哭、咳嗽时也会脱出。如此反复，给宝宝带来巨大的痛苦，家长也非常苦恼。遇上这样的情况，家长切莫慌张，这是小儿脱肛的表现。

夏宇虹/王振宜
上海中医药大学附属岳阳中西医结合医院肛肠科

脱肛：肛门就像袖口，里外连接不牢

小儿脱肛是一种常见病，又称直肠黏膜脱垂，是指直肠黏膜或直肠壁全层脱出于肛门之外，多发生于1岁~5岁的婴幼儿。

小儿之所以易发生脱肛，是由于婴幼儿的直肠与肛管上下处于一条直线上，骶骨弯曲度尚未形成，盆底组织结构发育还不完善，支持直肠的周围组织松弛薄弱。如果发生长期便秘、频繁腹泻、慢性咳嗽等情况，使腹腔内压力长期处于增高状态，自然会引起直肠黏膜脱垂。

打个比喻。衣服的袖口如果外层与里子连接不牢固，而穿衣服时又不断增加向袖口方向的作用力，里子就容易从袖口脱出。脱肛就是这个道理。

治疗：降低腹压，及时复位

清楚了发病原因，治疗便可对症，即积极治疗导致小儿腹内压增高的原发疾病，如百日咳、便秘、肠炎、腹泻等，原发疾病得愈，脱肛多能痊愈。同时，要纠正不良排便习惯。宝宝大便时，应避免蹲位或久坐便盆，可暂时采用坐高盆排便或侧卧、侧仰卧位排便，这样能减轻小腹内压。

对于脱出的直肠，家长应及时使其复位，以免脱垂部位充血、水肿给复位带来困难。家长可让患儿趴在膝盖上，手指涂石蜡或麻油等润滑剂，缓慢地将脱出的直肠纳入肛内，然后清洁肛周，并用吊带将纱布垫固定于肛周两侧。如脱出较严重，表面发暗，肿大嵌顿，坏死、疼痛明显，应及时就医。

有少数宝宝是因营养不良、身体虚弱引起的脱肛，应注意增加营养，如鸡蛋、瘦肉、鱼虾、豆类及新鲜的蔬菜水果等，营养充足，肛周肌肉收缩力增强，脱肛自然好转。

预防：养成三个好习惯

第一，养成良好的排便习惯。每天定时排便，切勿长时间蹲坐便盆，防止大便干燥，排便时不要用力过猛。便后、睡前可用热水坐浴，刺激肛门括约肌收缩，对预防脱肛有积极的作用。

第二，保证均衡的饮食营养。便秘患儿应多吃新鲜蔬果，如芹菜、白菜、黄瓜、猕猴桃、香蕉等，不吃辛辣刺激食物。久泻患儿少吃蜂蜜、粗粮等通便食品，不吃生冷滑腻及寒冷性食物，如冷饮、白萝卜、竹笋、梨等。

第三，鼓励患儿做提肛运动。提肛运动就像忍大便一样，将肛门向上提收，然后放松，接着再往上提，如此反复，有规律地进行提收，坐、卧、站立均可进行。每次一提一收可做20~30次，每天早晚各一次。

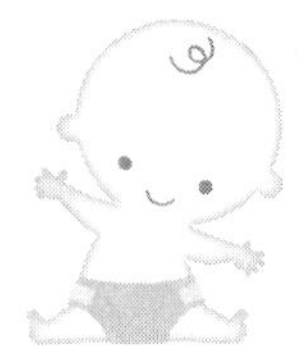

尿床不是宝宝的错

哪个宝宝不尿床呢？不过大多数宝宝3岁以后就很少尿床，5岁以后几乎不尿床了。但有些宝宝5岁以后仍然出现间断或持续性的尿床现象，这时家长往往会有这样的疑问：宝宝尿床是病吗？

刘小梅
北京儿童医院肾病内科副主任医师

尿床不是宝宝的错

在对尿床宝宝的家庭情况了解中发现一个常见现象：多数尿床宝宝从小生活不规律、用纸尿裤时间过长；家长大多忙于工作，把宝宝委托给爷爷奶奶或寄宿学校，后果就是宝宝往往不能建立健康的生活习惯——白天喝水少，晚饭吃得晚、口味重，饭后过度兴奋，常喝饮料，睡得晚，睡前不排尿。

尿床不是宝宝的错。家长要给宝宝更多的理解和关爱，帮他树立信心，还要让他养成正确的生活习惯。让宝宝白天多喝水，晚上睡前2~3小时限制喝水，避免夜间膀胱充盈；还要早吃晚饭，避免饭后剧烈运动，让他尽早进入睡眠状态，提醒他把尿排空后再上床。

唤醒训练改善症状

在出生的头几个月，婴儿睡眠时如果想小便就会醒来。要是家长在他尿了床才有所反应的话，他以后就会忽视膀胱内逐渐增加的压力而安然入睡。这样几年之后，当膀胱充盈时他就无法觉醒。

尿床往往发生于深睡眠期。宝宝在此期间不做梦，也很难觉醒。针对这种情况，通过觉醒训练能有效改善，家长要做的就是摸清宝宝夜间尿床的规律，争取在宝宝膀胱胀满即将尿床之际唤醒他。

“记住晚上把宝宝叫醒上厕所。”这是我最常交代家长的话。一般学龄儿童应在9点左右入睡，保证宝宝的睡眠时间和质量，摸清其尿床规律后，可在夜间唤醒他去排尿，建立有尿意——觉醒的条件反射。

如果宝宝摄入了有可能导致尿床的食物，请家长每隔10～15分钟带他去一趟卫生间。如果家长能连续2周在他尿床之前及时唤醒他，他就有可能自己起床。

如果宝宝尿床无明显规律，家长不妨尝试用尿床治疗训练仪器，如尿湿警报器，可提醒宝宝去厕所完成排尿。

治疗不能“等等看”

宝宝尿床引起的严重危害已逐渐为社会和家长所认识，但还未引起足够的重视。很多家长认为尿床不是病，等等看，也许宝宝长大些就会好，从而耽误了最佳的治疗时机。

尽管尿床有15%的年自然缓解率，但宝宝尿床可能是精神生理发育延迟的一种表现，需早期开始训练开发。尿床严重的宝宝可能伴自卑、孤僻、注意力不集中等问题，影响学习和人际交往，少部分还可能持续至成人期。因此，除了注意饮食和按时睡眠外，最重要的还是要积极想办法为宝宝治疗。

宝宝幼儿园放假时，因不必担心尿床的事被老师或同学知道而放下精神包袱，精神上较为放松，此时服用药物也较准时、有规律，便于集中治疗，效果会比平时好。家长和宝宝出门在外也要按时、按量、按疗程用药。服药时要照顾到宝宝的“面子”，最好不要当着其他小朋友的面吃药，避免宝宝自卑心理的形成。

专家建议

除频繁夜间无意识排尿，有些宝宝还伴有尿频、尿急、尿痛、排尿不畅，这往往提示宝宝可能存在泌尿系统、内分泌系统等器质性疾病，家长应重视。

母乳喂养的宝宝少尿床

临床发现，在尿床的宝宝中，只有6%经过母乳（超过3个月）喂养，有的甚至完全没有母乳喂养，其中男女尿床的比率也达到了2：1。母乳为什么能预防尿床呢?

通过母乳喂养的宝宝，脑神经发育和膀胱稳定性以及泌尿道括约肌都能得到很好的提高，所以母乳对宝宝尿床的控制确实是有益的。

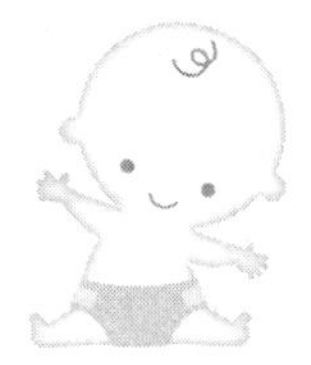

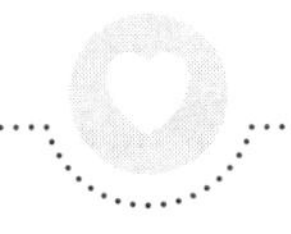

防痱，防出汗是关键

痒痒痒，挠挠挠，炎炎夏季，痱子又来打扰宝宝了。很多妈妈问：有没有办法不让宝宝长痱子？长了痱子该怎么办，要不要去看医生呢？

其实，痱子与出汗密切相关。出汗后，汗液未被及时蒸发，长时间停留在皮肤表面，就会使角质层发生浸渍，导致汗腺导管口闭塞，继续分泌的汗液便不能排出，而是进入了周围皮肤组织，引起局部刺激，就会在皮肤表面出现许多小红疙瘩，即痱子。所以，防痱最主要是防出汗。

邢　嬛
北京儿童医院皮肤科主任医师

防痱子：8小时不出汗

有资料显示，只要一天中保证宝宝有8小时不出汗，就可有效防止痱子的发生。

夏季，上午10点到下午2点的室外温度很高，这个时间段内尽量让宝宝在室内玩耍。可适当打开空调，降低室内温度，只要室内与外界温差不太大（一般以低5℃为宜），并定时开窗，通风换气，空调不会对宝宝造成伤害。

给宝宝穿质地好的纯棉衣服，透气、吸汗；夏季衣服宜宽大些，便于通风及汗液挥发；及时给宝宝更换汗湿衣服。

如果宝宝头发很浓密，会影响皮肤散热，可给宝宝把头发剪短些，但尽量不剃光头，以免刀片刮伤头皮引起感染。

爱出汗：勤洗澡，勤扇扇

如果宝宝特爱出汗，保证不了一天8小时无汗，也不用担心，出了汗，只要及时清洗或让其挥发掉即可。

勤洗澡。夏天可每天给宝宝洗两三次澡，洗澡本身就能降低体温，减少出汗，同时可将皮肤表面的汗液洗掉。但不要用太多浴液或香皂，以免皮肤表面油脂流失过多。洗澡后用柔软的毛巾将皮肤擦干，尤其注意脖子底下、腋窝、大腿根等皱褶部位，不要残留水分。擦干后，皱褶部位可适当扑点爽身粉或痱子粉。

勤扇扇。带宝宝外出时，别忘了带上把扇子。宝宝玩耍时常给他扇一扇，不仅可帮宝宝把汗液及时挥发掉，还可防止蚊虫对宝宝的骚扰，一举两得。

长痱子：防搔抓，喝点汤

无论怎么围追堵截，痱子还是长了出来，怎么办？不用太过担心，只要护理得当、避免发生感染就行。

剪短指甲。痱子常伴有不同程度的痒感，搔抓不仅加重皮肤炎症反应，导致痱子加重，且若宝宝指甲过长的话，搔抓时还有可能会抓破皮肤，增加感染的几率。

局部适当外用痱子粉、1%薄荷炉甘石洗剂等，每日用3~4次，有一定止痒、吸收部分汗液和促进症状缓解的作用，但不可过度用，否则可能增加皮肤损伤。

给宝宝多喝绿豆汤，或用金银花冲水喝，有清热、解毒、利湿的作用，对痱子有一定的预防和治疗作用。还可在洗澡水中适当加些清热解毒的中药，如消暑祛痱水、十滴水等。

专家建议

当宝宝出现发热、耳后或颈部淋巴结肿大、痱子表面出现浅表性小脓疱、或宝宝的头皮前额等部位出现黄豆大小、甚至更大的红色痛性大疙瘩时，常表示宝宝痱子可能合并了皮肤感染，要及时带宝宝去看皮肤科医生。

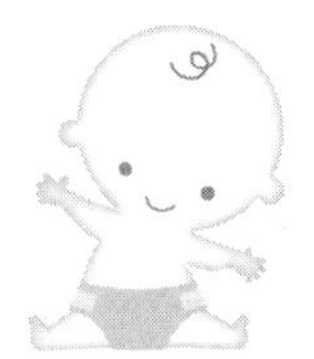

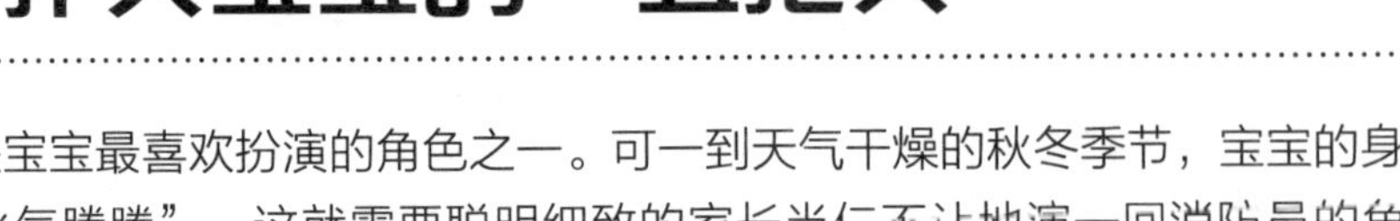

扑灭宝宝的“五把火”

消防员是宝宝最喜欢扮演的角色之一。可一到天气干燥的秋冬季节，宝宝的身体很容易“火气腾腾”，这就需要聪明细致的家长当仁不让地演一回消防员的角色，帮宝宝扑灭心火、肺火、胃火、肝火、脾火这五把大火了。

陈永辉
医学博士，首都儿研所附属儿童医院中医科副主任医师

身体“五把火”

从中医角度上看，宝宝上火发生于身体的部位不同，表现也就不同：

心有火：主要表现在舌，舌边尖发红，心烦意乱，多梦或睡不着觉，小便黄甚至有热辣刺痛感，口渴。**灭火药：**导赤散。

肝有火：肝开窍于目，因此肝有火主要表现在眼睛，出现眼干、眼痒，结膜炎、眼屎分泌多，脾气暴躁易冲动，总发脾气。**灭火药：**龙胆泻肝汤。

脾有火：主要表现在口舌，舌苔黄腻，口苦口干，口唇生疮，想大量饮水。**灭火药：**泻黄散。

胃有火：主要表现在牙及牙龈，例如口臭、牙痛、牙龈红肿、牙根发炎等，还有大便干燥的表现。**灭火药：**小儿化食丸。

肺有火：主要表现在咳嗽、咽喉红肿疼痛、鼻子流黄鼻涕。**灭火药：**泻白散。

注意事项：以上中药必须在医生指导下对宝宝的具体情况进行辨证服用。

防患于未然

❶ 保证每天至少喝3杯以上的水。

❷ 保证宝宝的睡眠充足。儿童睡眠时间稍长，一般为10个小时左右。人体在睡眠中，各方面功能可以得到充分的修复和调整。

❸ 培养良好的进食习惯，不挑食、不偏食。

❹ 在饮食方面，多给宝宝吃一些绿色蔬菜。如：卷心菜、菠菜、青菜、芹菜。蔬菜中的大量纤维素可以促进肠蠕动，使大便顺畅。可以多给宝宝吃苹果、芹菜、西瓜、香蕉等水果，全麦面包、玉米粥也要常吃，粗粮含有丰富的膳食纤维。

❺ 控制宝宝的零食，不购买或给宝宝少吃易上火的食物。比如：油炸、烧烤类食

物。少吃瓜子或花生、荔枝。尽量少喝甜度高的饮料。

❻ 让宝宝养成良好的排便习惯。每日定时排便1~2次。肠道是人体排出糟粕的通道，肠道通畅有利于体内毒素的排出。

❼ 根据天气变化及时增减衣物，避免受凉。注意不要给宝宝穿得过多。

❽ 家长不要想当然地给宝宝服用各种补品，以免燥热生火。

引起宝宝上火的“易燃物”排行

❶ 辛辣食物。

大葱、辣椒、胡椒、芥末、酒、咖喱等辛辣食物，属性为阳，可大大助长体内火热，因而要避免给上火的宝宝食用。

❷ 油炸食物。

炸鸡腿、炸薯条、炸丸子、薯片等油炸食物，所含热量较高，虽能使人保持旺盛的精力，但若过度食用则会使血液酸化，导致体内新陈代谢迟缓，容易上火。

❸ 热性水果。

荔枝、芒果、龙眼等热性水果，多吃易引起上火和消化不良，可导致便秘、牙龈肿痛、面部痤疮、口腔溃疡以及食欲下降、腹痛、腹泻等，所以虚火偏旺及湿热体质的宝宝不宜食用。

❹ 中药补品。

婴幼儿尤其是男孩内热大，若再服用人参、甲鱼等补品，就会导致内热丛生，出现流鼻血、口舌生疮等症状。

❺ 某些肉类。

羊肉、狗肉等肉类性温热，常吃容易上火。

❻ 过多冷饮

宝宝火气大，就喜欢食用冷饮冰品，但若过多摄入，很容易导致宝宝体内冷热失调，进一步加重上火症状。

三大“灭火器”

绿豆 给宝宝喝些绿豆汤或绿豆稀饭。绿豆性寒味甘，能清凉解毒，清热解烦，对脾气暴躁、心烦意乱的宝宝最为适宜。

水果 多让宝宝吃水果，特别是柚子、梨等。

蔬菜 多吃些清火蔬菜，如白菜（清热除烦，利二便）、芹菜、莴笋、莲藕、荸荠等。

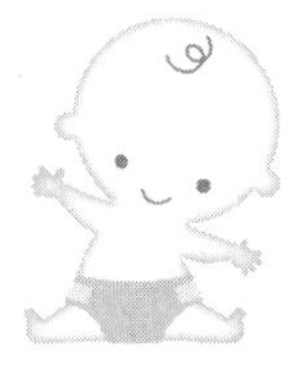
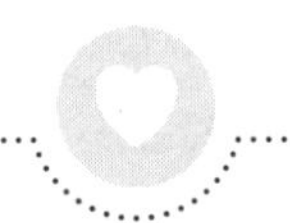

从头到脚胖出来的病

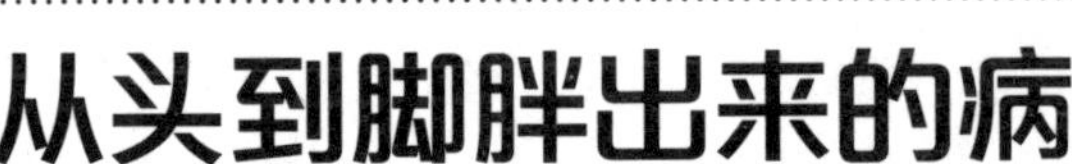

肥胖对宝宝来说，有百害而无一利。肥胖儿容易患上高脂血症、糖尿病、高血压等成人病，还有好多其他症状困扰宝宝，其病根都是肥胖。让我们从头到脚给小胖墩们捋一捋，希望能引起大家的重视。

刘秋玲
中国武警总医院儿科主任
周华龙
南京市中医院推拿科主任医师

头：肥胖脑

5岁的小胖特别贪吃，无论看见什么食物都馋，一天到晚嘴不停。家长认为宝宝只有吃得多才能长得快，所以有求必应。可是近来大人发现，跟小胖说话他好像反应越来越迟钝，不知道在想什么。医生说可能是太胖造成大脑反应迟钝，俗称“肥胖脑”。

“肥胖脑”的宝宝往往思维迟钝，记忆力差，严重时可能影响宝宝智力。饱餐之后也会造成宝宝脑缺血，因为此时胃肠里血液的供给增多，而脑部相对处于缺血状态，脑部需要的养料和氧气供给相对减少，就会影响脑发育，从而影响智力发育。

鼻：睡眠呼吸暂停

“重量级”儿童丁丁，才11岁就有80千克重，体重相当于一名成年壮汉。妈妈说，在过去的6年里，孩子只要一睡觉就会鼾声大作。医生说他已经患有严重的睡眠呼吸暂停综合征，而睡觉打鼾的病因就是过度肥胖。

临床上我们遇到的很多儿童睡眠呼吸暂停综合征患者往往都是肥胖造成的。这些患儿通常表现为呼吸困难、换气不足，加上免疫系统功能受到抑制，容易发生肺炎、支气管炎等，严重者还会出现嗜睡、精神萎靡。在严重肥胖儿童中，有30%～50%会出现异常睡眠，家长对此一定要足够的重视。

颈：斜颈

3个多月的男宝宝，体重已经达到了11千克，平时不喜欢动，睡觉的时候习惯歪向一侧，而且宝宝的奶奶总是把宝宝抱在手上，宝宝的颈部也习惯向一侧歪斜，久而久之便造成宝宝姿势性斜颈。在整个候诊过程中，宝宝一直衔着奶瓶玩。

肥胖的宝宝更容易出现斜颈，不只是宫内巨大儿容易出现斜颈，出生后不良的喂养方式，睡觉的不良姿势，以及习惯性抱在手上，没事衔着奶瓶的习惯，都会加重宝宝的负担，造成斜颈。建议首先改变喂奶的方式，减轻体重，在接受推拿治疗的过程中，配合日常正确的生活指导。如在患儿仰卧时，用一个低枕垫在患侧颈部，以保持头部的正确睡姿；侧身睡眠时，患侧颈部朝下，将枕头垫在患儿头部的耳朵处，以拉长颈部。家长可经常在宝宝患侧颈部按揉并作相反方向的被动牵拉伸展运动，以巩固治疗效果帮助矫正斜颈。

胸：性早熟

6岁小女孩的脸上长满了青春痘，更可怕的是，小家伙的胸部已经开始提前发育。医生发现，这个孩子的体重将近40千克。

性早熟的孩子越来越多，其实，他们很多都是“吃”出来的。现在许多食品含有激素，如炸鸡翅、炸薯片及市面上流行的洋快餐等，都可能导致孩子过早发育。不得不说，孩子的早熟和肥胖关系密切。此外，切不可给孩子乱补，很多貌似对身体有好处的“补药”，也很可能会让孩子性早熟。

腿：儿童关节病

5岁的甜甜长得胖嘟嘟的，身高108厘米，体重却有32千克。甜甜胃口一直很好，每天要吃三四顿，一餐要吃两碗米饭，晚上还要吃零食。最近，甜甜总喊腿疼，妈妈怀疑甜甜是生长痛，到医院检查，医生说甜甜膝关节有点变形。

很多人觉得关节病是老年人的“专利”。事实上，由于过度增加的体重，对骨骼和关节产生额外负担，肥胖的儿童也很容易发生关节炎、肌肉劳损或脊神经根压迫，引起腰腿肩背酸痛，甚至造成关节变形，严重影响肢体活动。甚至不少婴儿也可能由于过度肥胖造成走路晚、出现扁平足、膝内翻或外翻、髋内翻等症。近年来，儿童因关节不适到医院就诊的人数逐渐增多，儿童关节病已经成为儿童期常见的慢性病之一。肥胖儿有不明原因的关节肿胀、疼痛、关节局部皮肤温度增高、活动受影响，应及时就诊，以免造成关节功能受损等不良后果。

我国儿童肥胖率为10%～20%，并且每年递增。与正常儿童相比，肥胖儿童患“三高症”的风险：高血压4.5倍，高脂血症7.1倍，高血糖12.6倍。他们成年后通常是心脑血管疾病（如原发性高血压、冠心病、心肌梗死、脑卒中）和代谢病（如糖尿病）的“后备军”，仅心脑血管疾病的患病率就是正常人群的33倍。

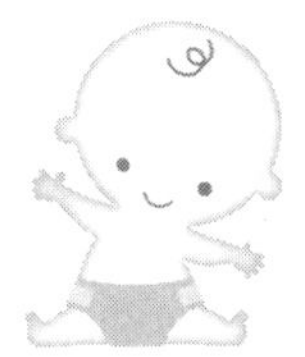

宝宝变身“金菩萨”，黄疸缠身是主因

刚出生的宝宝全身皮肤发黄，看上去就像尊小小的“金菩萨”，这是严重的新生儿黄疸。黄疸，几乎每个宝宝都会遭遇，或轻或重，其病因却不一，家长要细辨别、巧应对。

聂　川
广东省妇幼保健院新生儿科副主任医师

生理性黄疸

足月儿在出生后2~3天出现黄疸，5~7天可消退，一般不超过2周；早产儿多于生后3~5天出现黄疸，7~9天可消退，最长可延长到3~4周。

应对： 无需特殊处理，多带宝宝到户外晒太阳，能有效帮助退黄，但别让宝宝直接在猛烈的太阳下照射，以免晒伤。

母乳性黄疸

母乳性黄疸，一般发生在健康足月的母乳喂养儿上。目前发病机制尚未明确，母乳性黄疸一般出现在出生后3~4天，可持续2~3周甚至2~3个月才消失。

应对： 经医生检查诊断是母乳性黄疸的宝宝，可以暂停母乳喂养一段时间，黄疸即可渐渐退去。

母婴血型不合

母婴血型不合而导致的宝宝黄疸多数出现在出生后2~3天，常见的是ABO溶血。即母亲是O型血，宝宝是A型或B型血，宝宝除了黄疸外，还可能有贫血和肝脾肿大的特征。

应对： 一旦确诊，一定要尽快采用蓝光照射治疗，绝不可拖延，否则可能引起胆红素脑病，不及时治疗，会危及生命，即便幸存，也会有不同程度的后遗症。

药物性黄疸

磺胺等一些有氧化作用的药物可导致病理性黄疸。有报道，母亲在孕期使用过非那根、安定等药，会导致新生儿出生后黄疸加重。

应对： 孕期用药一定要谨慎。

甲状腺功能低下症

甲状腺功能低下的患儿，肠蠕动减慢，影响胎粪的排出，导致胆红素代谢的肠—肝循环增加，最终使黄疸加重。

应对：这类宝宝，除黄疸外，还可伴有嗜睡、活动少、反应迟钝、喂养困难等，应及时就医。

新生儿感染

如新生儿肝炎，大多是由于宝宝还在子宫内时感染了病毒所致，一般在出生后1~3周出现黄疸，并呈进行性加重，同时伴有呕吐、不爱吃奶、体重不增等表现，大便颜色由最初的正常逐渐变成淡黄色或灰白色，尿液颜色加深。

应对：应及时送医治疗，千万别耽搁。

新生儿胆道闭锁

这是婴儿期较常见的一种严重肝脏疾病。一般在出生后2周出现黄疸，并逐渐加重，同时伴肝脏肿大，还有个明显的特征——宝宝大便的颜色逐渐变浅。

应对：目前，对此类患儿最常规且疗效较好的治疗手段是肝门空肠吻合术，但晚期患儿及手术失败的患儿则需进行肝脏移植，因此越早治越好。

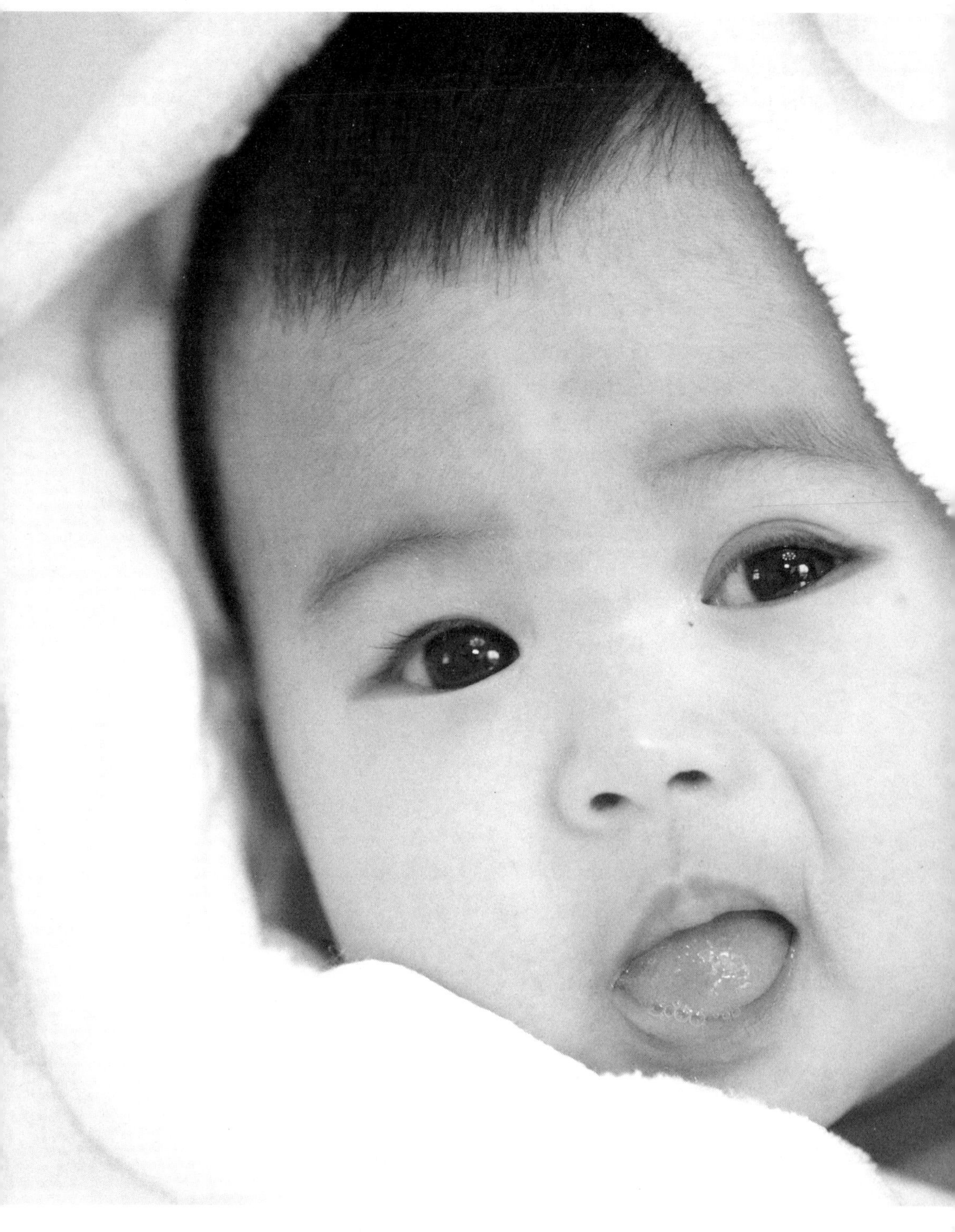

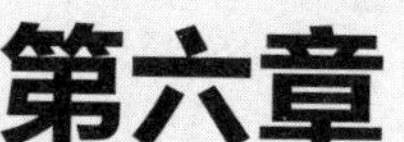

第六章

季节变化最易生病，宝宝四季护理要点

每个宝宝的诞生均代表着一个新生命的延续。生宝宝不易，养好宝宝更不易。春、夏、秋、冬，四季交替，很多宝宝也会因为季节的变化而出现相应的“季节病”。比如宝宝在炎热的夏天很容易高温中暑，秋天则是腹泻连连，在寒冷的冬天又会不经意间受寒感冒。只要多掌握一些四季护理的要点，就能轻松快乐地照顾好宝宝！

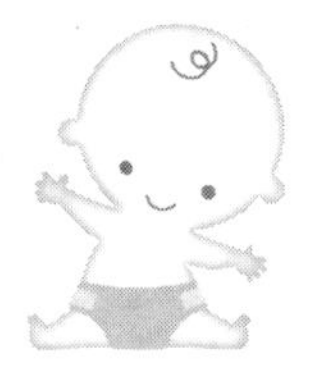

春季宝宝怎么吃

快要过完“冬九九”，这时节是季节交替、气温变化较大的阶段，宝宝的日常饮食也要跟着变化。

时毓民
复旦大学附属儿科医院中医科

高蛋白和维生素，提高抵抗力

初春乍暖还寒，天气仍以寒冷为主。此时宝宝的日常饮食应以高热量的食物为主，除谷类外，还要加入豆制品、芝麻、花生、核桃等能快速补充能量的食物。而春寒也会导致宝宝抵抗力下降，因此还需同时补充优质蛋白，如鸡蛋、鱼、瘦肉等。

需要注意的是，牛肉、羊肉等食物虽然富含蛋白质，但是性温热，宝宝尽量少吃。虾蟹也要少吃，以防过敏。

这时的忽冷忽暖会让细菌和病毒“蠢蠢欲动”。要给宝宝提供足够的维生素和无机盐。

春天，宝宝缺乏维生素A容易患呼吸道感染疾病。因此，要多给宝宝吃一些富含维生素A的食物，如胡萝卜、苋菜、菠菜、南瓜，以及动物肝和奶类等。

给宝宝吃一些含维生素C丰富的蔬菜和水果，比如小白菜、油菜、柿子椒及西红柿等新鲜蔬菜和柑橘、柠檬等水果，能有效地抵抗病毒的入侵。宝宝多食卷心菜、菜花等富含维生素E的食物，可增强机体的抗病能力。主食也不能忽视，可搭配杂粮和粗粮，如玉米、豌豆和麦片等。

补钙，让宝宝长个

补钙也很有必要。一则宝宝冬季外出减少，钙易缺失，二来春季宝宝的生长发育加速，需钙量增加，加上天气渐暖，宝宝外出活动的机会增多，此时补钙效果较好。妈妈选择食物时要多选牛奶、豆制品、芝麻、鱼虾和海产品等食物：奶喝腻了，可喝酸奶；嫩豆腐含钙也很丰富；小虾皮是“储钙的仓库”，将虾皮放入汤中或做成包子馅，补钙的功效也不逊色。还要增加宝宝户外活动的时间，才能保证钙质的全面吸收。

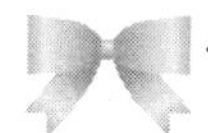

高不饱和脂肪酸，给宝宝补脑

春天除了是宝宝长身体的季节，也是长智力的大好时光。因为脑组织中有两种重要的不饱和脂肪酸人体无法自行合成，只能从食物中摄取。家长不用怕宝宝发胖而谈“脂肪”色变，摄入适量的脂肪是必需的。

可适当给孩子多吃些富含不饱和脂肪酸的食物，如核桃、茶油、橄榄油、芝麻、兔肉、鱼肉等。

需注意，宝宝既怕寒也怕热，这段时间的食品性质最好以甘平为主，即不寒不热、不腻不燥，如薏米、麦类食品、玉米、蘑菇、莲子、山药等。

当气温持续转暖，阳气上升，宝宝就易“上火”，因此要忌食燥热食品，如羊肉、狗肉、炸鸡、排骨等。一些辛辣食物如辣椒、胡椒、姜、葱、蒜等也要少吃。

给家长推荐几款保健粥

胡萝卜薏米山药粥：胡萝卜250克，山药250克，薏米30克，大米50克。先将大米、薏米加水煮粥，半熟时加入切成小块状的胡萝卜和山药煮至熟即可。山药健脾助消化，薏米健脾利湿，胡萝卜可提高呼吸道黏膜的抵抗力。本品适用于易感冒、舌苔厚、食欲差的宝宝。

太子参麦冬枸杞小米粥：太子参15克，枸杞12克，麦冬12克，小米50克。太子参、麦冬加水煮30分钟，去渣取汁加枸杞及小米煮粥。太子参补气，麦冬养阴补肾，枸杞补肝肾，小米养胃。本品适于生长发育落后、易呼吸道感染的宝宝。

莲子百合羹：莲子20克，新鲜百合30克，鸡蛋1个，白糖适量。莲子与百合加水小火煮至熟烂，加入鸡蛋及白糖煮熟后食用。本品可补脾肺，宁心安神，适合经常咳嗽、入睡不佳的宝宝。

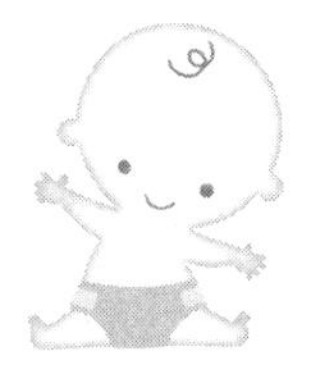

打退春天“五只虎”

俗话说“冬令进补，春天打虎”。但对宝宝来说，春天里这场“打虎之战”绝不能掉以轻心，要严防小儿传染病“闹春”，辨清五大易发症状，打倒“春老虎”。

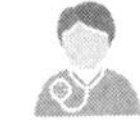
罗 伟
湖南省儿童医院中西医结合科主治医师

发热——擦鼻梁

茶不思，饭不进，喉咙痛，又鼻塞，一摸脑门，发高热。宝宝打蔫了。别急，这可能是流感上身了。

发热是感染性疾病最常见的表现症状，尤其在春季，宝宝发热，往往是流感中招了。防流感最有效的办法就是接种流感疫苗，也可以擦鼻梁、拿风池。

擦鼻梁就是用两手的食指上下擦摩鼻梁两侧，直到鼻子微微发热发红。

风池穴在我们的后脑勺两侧下方入发际1寸的凹陷中。可以将一只手的拇指和中指分别放在后颈部两边，然后将手沿后项部的两侧轻轻往上推动，当后枕部骨头抵住手指不能继续上移了，这个地方就是风池穴。

拿风池就是先用一只手按在患者的头顶上（或者控制住前额），以免操作时宝宝的头晃动，然后将另一只手的拇指和中指分别放在两边的风池穴上，力度适中地捏揉风池穴，每次3～5分钟。

腹泻——推上七节骨

嘴上把关不严，感染性疾病就会在肠胃中发威捣乱，引起感染性腹泻。轻者大便稀溏，重者大便如水样甚至伴有黏液、脓血。预防感染性腹泻，除了确保“进口”卫生以外，也可以用婴儿油或凡士林涂抹在七节骨穴位上，用拇指或食、中二指指面稍稍用力自下向上推，每次推100~300下。

“七节骨”是小儿特效穴位，七节骨的功能是调节大小便神经，从长强穴至第一骶椎。家长在家为宝宝自行推拿时也是要“辨证”的，因为向上推七节骨，有止泻的作用；向下推七节骨，有排泄的作用。一旦辨证不准确，操作不当，效果正好相反。

家长在为宝宝做推拿时，一定要掌握好

力度，注意手法要轻快柔和，忌用盲力、暴力，以防止宝宝皮肤破损家长还要注意，在宝宝的皮肤有破损的情况下不宜进行推拿，且在宝宝进食前后20分钟不宜做推拿。

红眼 —— 大椎穴放血

春夏季节是红眼病的高发时节，这一疾病可以由细菌或病毒引起。双眼会有发烫烧灼畏光等不适感。一旦被感染，可以用大椎穴放血疗法，用三棱针点刺大椎穴后再在该穴位处拔罐可以有效缓解。

大椎穴位于第7颈椎下，在背部的最高点，属督脉之穴，为“诸阳之会”，阳气十分充足，是调整全身机能的要穴。在做点刺放血加拔罐治疗时，使宝宝俯卧，用食指和拇指把大椎穴位的皮肤轻轻提起，然后用三棱针点刺，挤出几滴血后再在该穴上扣上一个火罐，以加强疏通经络、消肿止痛、拔毒泻热的功效。

宝宝体内的内热愈重，针刺拔罐后罐内残留血液的颜色就愈呈黯紫色，这是因为“邪”有出路，热从血泄的缘故。

黄疸 —— 王不留行籽压耳

皮肤泛黄、发热又恶心呕吐，宝宝有这些表现，就该考虑可能得了急性黄疸性肝炎，这是由肝炎病毒引起的一种急性消化道传染病。一旦被诊断为黄疸型肝炎，首先要膈离，再对症治疗。只要治疗得当，黄疸型肝炎是可以治愈的。中医也有一些治疗黄疸的小妙招，比如取王不留行籽贴于耳部肝、胆、脾、胃等穴，坚持按压，也可有助于消除黄疸。

皮疹 —— 十滴水泡澡

宝宝出现皮疹，发病原因比较多见于手足口病和水痘。宝宝患了手足口病，又咳嗽又流口水，还不爱吃东西，嗓子里还有一些小水泡。水痘是以发热及成批出现周身性红色斑丘疹、疱疹、痂疹为特征。

不管是手足口病还是水痘，中医都归于外感时行邪毒，由口鼻而入，蕴郁肺脾而发病，中医从内服外洗两方面应对。可以用黄芪、沙参、麦冬泡水喝，起到滋阴清热的作用。洗澡时在水里滴入3~5滴花露水或者十滴水，清热抗病毒的效果非常好。但只能用清水洗浴，不要使用香皂、浴液等，以保持药力。

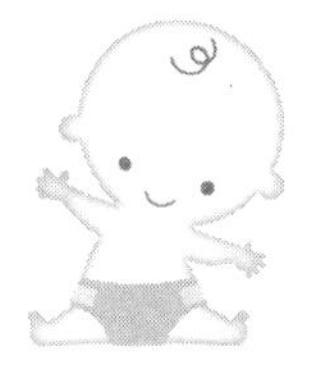

天热要防孩子抽风

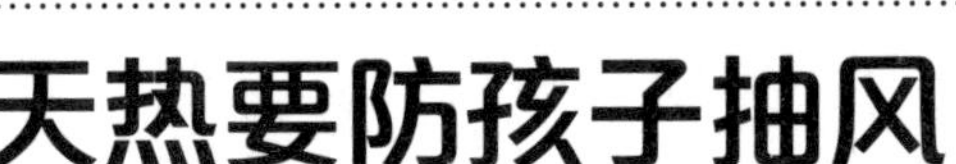

最近值晚班，先后接诊了两个抽风的孩子。先是个4岁的孩子，半夜来，收住入院，控制好了。接着是早晨6点半，一个10岁女孩夜间睡眠中忽然抽风发作被120急救车送至急诊科，接到会诊电话，我迅速冲向急诊科，在急诊护士配合下紧急抢救，女孩清醒了。

引起抽风的原因很多，常见疾病有高热惊厥、癫痫、脑炎等。如果孩子突然抽风发作，家长要注意以下事项。

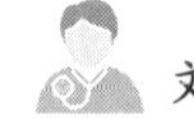
刘海燕
西安交通大学第二附属医院小儿内科主治医师

别隐瞒家族史

抽风的孩子，尤其是高热惊厥的孩子绝大多数有家族史，就是说，这个病和遗传有很大的关系，很多孩子的爸爸妈妈小时候有热惊的病史。但很多家长会否认自己有这个病史，一是有所顾忌，故意隐瞒；二是确实不知道，因为他们的上一代人隐瞒了病情。

从某个角度讲，有热惊家族史的孩子因为有遗传倾向，诊断起来比较容易。而没有遗传倾向的、忽然抽风的孩子，可能是脑炎或其他疾病。所以，孩子热惊后，家长一定要询问自己的父母，自己小时候或其他兄弟姐妹有无高热惊厥病史。

不要掐人中、忌检查

孩子发生惊厥时，一些家长会用力掐孩子的人中，这样做是不合理的，不仅没有效果，而且还会把孩子幼嫩的皮肤掐破。

孩子抽风后，尤其是第一次抽风的孩子，一定要详细检查，包括头颅CT、脑电图、血常规、生化全套等，不能心疼孩子而拒绝检查。

要慎用疫苗

对有抽风病史的孩子，绝大多数疫苗的注射需终身停止或暂时停止，因为注射疫苗会诱发抽风的发作。

临床上我们给有抽风病史的孩子的出院医嘱上会注明：暂停疫苗注射（糖丸和乙肝

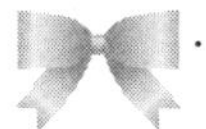

疫苗除外）。什么时候能打，需动态监测孩的病情和脑电图情况，由主管医生给予建议。

防抽风，先防感冒治过敏

在抽风的孩子当中，高热惊厥的发病率为2%～4%。高热惊厥的患儿中，1/3有第二次惊厥，这其中1/2有第三次惊厥，大约1/10有3次或3次以上的复发。高热惊厥复发均发生于首次发作后的3年内。惊厥虽不同于癫痫，大多孩子预后良好，可是，每次的抽风发作，多少会对孩子的身体和心理造成一定的影响，对孩子的父母更是一种很大的心理压力。如何能预防或减少热性惊厥的复发，这是家长非常关心的。

高热惊厥几乎都出现在孩子呼吸道感染急起高热后。所以，这样的孩子，要尽量避免感冒。感冒少了，惊厥的几率就少了，这是关键。在临床中，我观察到不少高热惊厥的孩子是过敏体质，有过敏性鼻炎、荨麻疹等疾病。所以，这样的孩子，要同时治疗过敏性疾病，而不能只注意抗炎治疗。过敏纠正了，孩子“反复感冒”的情况才能减少，热惊也就减少了。所以，高热惊厥的孩子，除了找神经科医生就诊以外，如果有过敏体质，一定要在呼吸科医生的协助下纠正过敏体质。

人的生命是非常顽强的，绝大多数的抽风发作不会对孩子造成生命危险（除非为严重的脑炎）。大多以抽风形式出现的疾病只要正规治疗、定期随访，就会得到很好的控制和治疗。

专家建议

当孩子出现抽风时，切记按照以下方法进行快速处理。

- 别急着抱孩子起来，将患儿摆成侧卧位，避免其呕吐发生窒息；
- 如患儿发热，速将孩子衣服解开以便其呼吸顺畅和散热；
- 不要喂退热药，可在患儿肛门内放入退热栓，同时用温毛巾擦拭孩子的头颈部和四肢（不擦前后心）；
- 抽风停止后立即送医，如抽风超5分钟还未停止，马上拨打120。

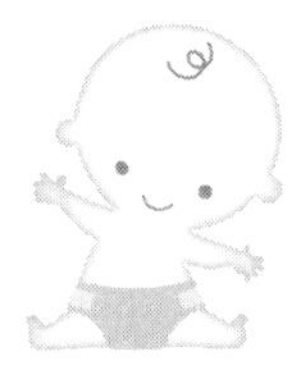

酷暑难耐，当心宝宝室内“中暑”

在夏季这样炎热的天气，人特别容易中暑，尤其是4岁以下的宝宝。因宝宝的体温中枢尚未发育成熟，对外界环境温度的变化调节能力差，稍未注意，便容易发生中暑现象。一般多以为中暑只会发生在室外，因为外面太阳大、气温高。这个观点并不错，只不过不是很全面。如果在室内护理不当，宝宝也可发生中暑现象。

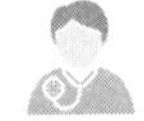
罗　伟
湖南省儿童医院中西医结合科主治医师

夏季宝宝发生室内中暑的原因

首先，从环境方面来说，如果夏季室内通风不畅、气温高、湿度增加的话，宝宝更容易发生室内中暑；其次，饮食方面，如果经常食冷饮和凉茶，导致脾胃寒闭、肺气不宣、汗出受阻的话，也容易发生室内中暑；情绪也与中暑有关，如果郁郁寡欢、神志躁扰不宁，导致脾气郁滞而暑闭气机也可引起室内中暑；宝宝的穿着要适当，衣服穿多了可以导致热邪闭阻而不得散，从而引起中暑；适当饮水，如果出汗多而没适当补充水分，导致体温调节中枢功能紊乱，一样可以引起室内中暑。

室内中暑的表现

宝宝出现室内中暑时，最初表现的症状就是发热，体温可达38~39℃，甚至41℃的高温，同时可能伴随有烦躁、头痛、头晕、息粗气喘、面赤、胸闷脘痞、恶心呕吐、剧烈腹痛或头痛而胀，甚或神昏、神疲思睡、气短乏力、精神恍惚等这些表现。更严重者会出现冷汗淋漓、四肢厥冷、神志不清、四肢抽搐或痉挛疼痛，或肢体麻木、咳嗽气喘甚至咳血、衄血等症状。

宝宝室内中暑的防治措施

❶ 降低室内温度，包括使用空调和电风扇，室内温度保持26℃为宜，不能太低。

❷ 室内一定要通风，保持新鲜空气的流入。

❸ 少食冷饮和凉茶，尽量多喝白开水，也

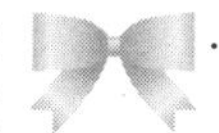

可以在白开水中加些许盐，以补充因流汗而丢失的盐分。多食用新鲜的水果和蔬菜以及清淡易消化的食物。

❹ 穿衣方面，宝宝最好与大人差不多，只要宝宝手脚不凉就行。肚兜非常重要，睡觉的时候最好系个肚兜，可以避免脾胃受寒而导致腹泻的发生。

专家建议

如果宝宝发生了室内中暑的现象，不要急，首先把宝宝移到一个通风比较好的地方，用冷水擦拭全身；用冰块敷在宝宝的颈动脉、腋下、腹股沟等处，以使体温尽快降下来；喂白开水或冷盐水。条件允许的话，立即服用藿香正气水或十滴水，效果倍佳。还有一个非常有效的办法，就是中医的刮痧疗法，在中暑患儿的颈部和背部用手的拇指和食指捏扯，或用汤匙也行，力度不能太大，不能引起出血，以皮肤稍红为度。如果仍未缓解，速度送医院。

宝宝夏季一天洗几次澡最好?

夏季到了，天气越来越热，宝宝也容易出汗。只要宝宝一出汗，家长就会给他洗澡。我遇到过一天最多给宝宝洗了9次澡的。这样到底好不好呢？其实有些家长进了一个误区，从中医角度来讲，这是非常不合适的。勤洗澡固然必要，但是这个“勤”并不代表“多”。

给宝宝洗澡，能够清除汗垢油污、保持皮肤的透气、改善皮肤的呼吸功能、有利于皮肤的新陈代谢、提高皮肤的代谢功能和抵抗疾病的能力，还能够消除疲劳、舒筋活血、改善睡眠。但过多地洗澡也会除去皮肤表面具有润泽保护作用的皮脂膜，使皮肤变得干燥。出现脱屑和裂缝，这样皮肤反而更容易受到细菌等微生物的侵袭。

那么宝宝一天洗几次澡最合适呢？回答是1次就够了。至于洗澡的时间，不提倡在早晨刚起床的时候和晚上睡觉之前，因为那两个时间段是宝宝皮肤抵抗力最弱的时候，很容易导致寒邪入侵而引起感冒。洗澡比较合适的时间应该是在下午3~5点，这段时间是宝宝阳气最盛的时候，同时也能够对皮肤起到最大的防御作用。洗澡的时间以5~10分钟为宜，尽量少用沐浴液。平时如果出汗多的话可以用软毛巾擦拭，也可以选择在宝宝背上垫块毛巾吸汗，必要的时候就换衣服。

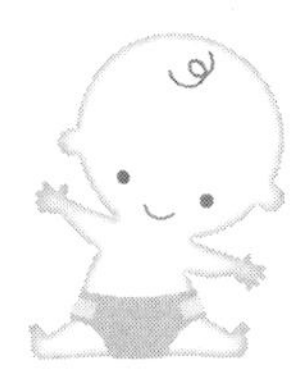

多病之秋不用怕

咳嗽感冒拉肚子，你方唱罢我登场。秋天是宝宝多病的季节，宝宝特别容易外感风寒。而且比起天气预报来，宝宝的身体反应更加知冷知热。秋老虎还在冒充夏天的燥热，宝宝就会因为窗户缝里透进来的一丝秋风而咳嗽起来。

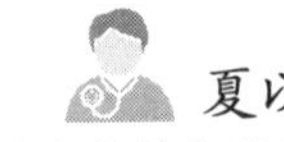

夏以琳
上海市中医医院儿科主任医师

秋咳：晨起轻咳不必大惊小怪

俗话说，出汗、咳嗽、放屁三件宝。咳嗽是一种正常的生理防御反射，是人体自行清除呼吸道黏液的一种方法。3岁以下的宝宝咳嗽反射较差，痰液不易排出，如果一咳嗽就给予较强的止咳药，咳嗽虽暂时停止，但痰液不能顺利排出，会大量蓄积在气管和支气管内，造成气管堵塞。其实宝宝早上起床有几声轻轻的咳嗽，只是在清理晚上积存在呼吸道的黏液，家长不必担心。

可以试着给宝宝排痰，具体做法是：家长坐下，让宝宝头朝下趴在家长的膝上，然后用手掌有节奏地轻拍他的背部，别太用力。利用拍击产生的震动，将气道深处的黏液向上排。同时鼓励宝宝腹部用力，把痰咳出并吐出。

甜酸味的食品会收敛痰液，使痰不易咳出，所以咳嗽的宝宝要多喝水、忌甜酸。

小窍门： 睡觉时可加几个枕头把宝宝后背和头撑起，防止分泌的黏液滴落到喉咙，引起咳嗽。

就诊提示： 宝宝咳嗽，家长要留心记下宝宝咳嗽的时间、性质、音色、节律，诱发或加重因素以利于医生判断。比如，入睡和起床时的咳嗽多数是有痰的咳嗽；咽部或气管有刺激的咳嗽表现为干咳；咳嗽以白天为主应注意支气管炎或咽喉炎；如咳嗽以夜间为主，则要高度怀疑咳嗽变异性哮喘；饭后咳嗽或咳嗽加重需排除胃食管反流性咳嗽。

绿豆茶能清热

秋天燥热，早晚又凉，火力壮的宝宝特别容易外感风寒，导致感冒。用10颗绿豆，2片茶叶，适量水煎到水剩一半，挑出茶叶，加点红糖给宝宝喝，有清热解表的

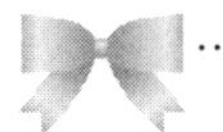

功效。

如果是风寒感冒，最常用的就是用一小段葱白，洗净切碎，加适量水煎至剩2/3，趁热给宝宝喝，半小时后加热再喝一杯。

平时食欲不振、出汗多的宝宝特别容易反复感冒。原因一般为宝宝免疫调节功能弱，鼻咽部黏膜抵抗力低下，容易被呼吸道病原微生物侵袭，还与营养失调、微量元素失衡、非母乳喂养有关。维生素C有预防感冒减少发病的功效，维生素A对修复气道上皮组织、维持气道健康有重要意义。所以枇杷、柚子、梨、莲子、百合、红枣、核桃、银杏、山药、莲藕、萝卜、生姜等富含维生素C、维生素A的食物，可经常食用。

小窍门：宝宝堵鼻，妈妈堵心。对于喂母乳的宝宝，如果鼻塞，可取约50毫升乳汁，放入3～5厘米长的葱白，蒸10分钟，取出放置到适宜温度后，给宝宝服下，可以通鼻开窍。

就诊提示：大人常用的退热药如阿斯匹林、感冒通、速效伤风感冒胶囊等不可给宝宝用，以免诱发消化道出血、白细胞和血小板减少或血尿。

天凉保健小妙招

暖肚，裹个毛巾再盖被。晚上睡觉的时候，给宝宝的肚腹部裹上个小毛巾或戴个小肚兜，然后再裹上一条薄毯子就行，这是暖肚的原则。不建议家长给宝宝穿睡衣，那样宝宝会不舒服。

暖足，最好穿个半筒袜。无论是在家还是外出，这个季节都要给穿上袜子，较长的半筒袜就很好。白天天热的时候，可以把袜筒卷下来，到了晚上天凉了再把袜子筒拉高。这就是保证足暖的较好做法。中医认为人的足部距离心脏最远，最易受到寒邪侵袭。

受凉，煮个鸡蛋滚肚脐。即便再小心，宝宝还是有可能因为受凉而出现感冒、咳嗽或拉肚子等症状。受凉腹泻的宝宝，家长可以煮个鸡蛋，趁热在宝宝的肚脐眼周围来回滚动，但不能太烫，以免烫伤宝宝；大一点的孩子，可以切块生姜片，贴在孩子的肚脐眼上。

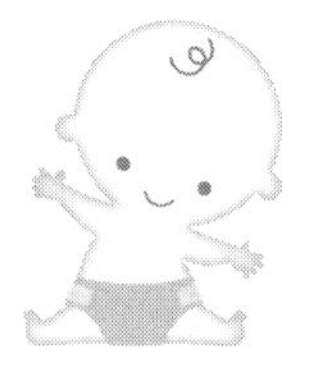

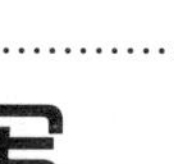

秋季拉肚先别着急止泻

宝宝一拉肚子，家长就着急给宝宝吃止泻药，这样做法是不合适的。因为宝宝腹泻时往往伴有其他症状，而且引发的原因很多，尤其是秋季，如果盲目止泻，毒素不被及时排出，对身体影响更大。最好在给宝宝止泻前先做两件事：一是尽快留取宝宝的大便标本送到医院检查；二是及时给宝宝补充水分。

对2岁以下的宝宝来说，每年的腹泻有两个发病高峰：一为6、7、8月份，称夏季腹泻，主要由致病性大肠杆菌和痢疾杆菌引起；另一个高峰是10、11、12月份，称秋季腹泻，主要病原是轮状病毒。

杨辅直
武警广东总队医院儿科主任

发热流涕，易误会为感冒

秋季腹泻和普通腹泻的症状是有区别的。

秋季渐至，很多家长都会将宝宝打喷嚏、流鼻涕的情况归咎于感冒，但实则不然。秋季腹泻于秋冬季发病，由于轮状病毒可以经过消化道和呼吸道传播，所以发病较急，常常开始表现为打喷嚏、流鼻涕等类似感冒的症状，还可能出现不同程度的呕吐、发热，用抗生素治疗无效。

发病初期1~2天，常发生呕吐，随后出现腹泻。大便特点为三多：次数多、量多、水分多。24小时内腹泻几次到十几次，大便呈清水样、蛋花汤样或黄色稀水样，多无特殊腥臭味。用消炎药治疗无效。如果补液不是特别及时的话，很容易出现脱水。

而普通腹泻的季节性不明显，病程一般持续3～5天，大便混有奶瓣或是有黏液，消化不良引起的大便有酸臭味，用抗生素治疗有效。

除此之外，及时把宝宝的粪便取样送到医院去检验，这是最科学也是最快捷的判断宝宝病症的办法。尤其是秋季腹泻，多被家长误认为是感冒，如果在宝宝有一些类似感冒症状出现时，就想到给宝宝化验一下大便，那对正确的诊断和治疗都是有帮助的。

可自行好转，别乱用抗生素

秋季腹泻多是由轮状病毒感染引起的，抗生素在对抗病毒方面并没有什么作用，反而可能有其他副作用。因此家长不要随意使用抗生素为宝宝止泻。

轮状病毒引起的秋季腹泻病程一般在5~8天，届时即能自行好转。家长可遵医嘱给患儿服用对症收敛、保护肠黏膜的药以及恢复肠道生态平衡的药。同时，要多给宝宝饮水，并补充营养价值高、含多种维生素、好消化的食物，让宝宝保持一定的尿量，一般就可逐渐治愈。

小儿秋季腹泻严重者，如伴有高热、吐泻频繁、合并脱水现象时，应及时到医院儿科诊治。家长还需在医生的指导下，通过口服补液或者是静脉输液，给宝宝补充所需的水分和电解质，以防病情加重。

还可以通过接种轮状病毒减毒活疫苗来预防秋季腹泻。接种对象为5岁以下的小儿，方式为口服，1~2年服用一次。但身体不适、发热、腋温37.5℃以上者，有急性传染病或其他严重疾病患者，免疫缺陷和接受免疫抑制治疗者均禁忌接种。

易忽略的家庭护理

在家庭护理秋季腹泻的患儿时主要注意下面4点：

❶ 注意补充水分，防止宝宝由于多次腹泻出现脱水现象。

❷ 调节好患儿的饮食。病情轻者或重者均不必禁食，只要宝宝有食欲就鼓励其进食。急性期可减少哺乳的次数，缩短每次哺乳时间，可吃牛奶加等量米汤等。病情较重伴脱水者应到医院及时就诊。患儿好转后，可逐步恢复正常饮食，进食必须由少到多、由稀到浓，切不可操之过急。

❸ 除调整饮食外，还要注意患儿的腹部保暖。秋季气候渐渐转凉，患儿由于受病毒侵犯，其肠蠕动本已增快，如腹部再受凉则肠蠕动更快，将加重腹泻。家长可适当地用热水袋对宝宝腹部进行热敷，也可帮宝宝揉肚子，以缓解其疼痛。

❹ 注意保护好患儿的臀部。因便次增多，肛门周围的皮肤及黏膜必定有损伤，在患儿便后用细软的纱布蘸水轻洗，再涂些油脂类的药膏。婴儿要及时更换尿布，避免皮肤与粪便尿液浸渍的尿布摩擦而发生破溃。患儿用过的东西要及时洗涤并进行消毒处理，以免反复交叉感染。

专家建议

秋季腹泻一般很少复发，但是这种病毒感染并不是患过一次后再不会被感染的。但当再被感染后就不会像第一次感染得那么重。生活中要注意家庭环境卫生及宝宝的食品卫生，如宝宝出现频繁腹泻和呕吐等症状，应及时到医院治疗。

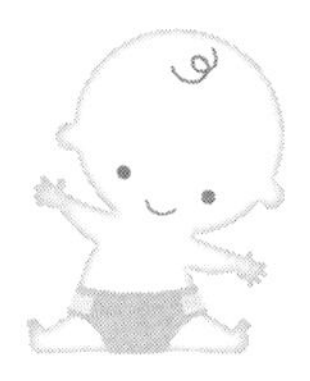
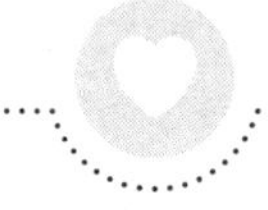

孩子受寒后喝碗散寒汤

人应时刻提防寒邪，在寒流到来的时候，都是体弱者的一道关卡。如果正气足，则能够抵抗过去；可若正气不足，平时又没有注意保养，就会是一次一次地随着寒流的到来而发病。

罗大伦
北京中医药大学中医诊断学博士

儿童冬季当防寒邪侵袭

冬季，受影响的主要人群是体弱的儿童，在这个时候，他们会不断地随着寒流的到来而感冒。本来应该是在发病的时候驱邪、平稳的时候补虚，但是对他们，往往根本没有补虚的时间，一个感冒接着一个感冒，只要天气一变，立刻反应，家长只能疲于奔跑于医院与家之间。

为了预防寒邪的侵袭，孩子外出玩雪回家后，家长要做的第一件事就是用热水给孩子泡泡脚或者给他洗个热水澡，防止孩子受寒感冒。两种食物——大葱和生姜对散寒非常管用。

散寒名方——葱豉汤

受寒的时候，大葱的用处不小。材料：一根葱的葱白，豆豉3克。做法：将一根大葱的葱白（最好带着葱须）洗净，切成小片，放入锅里，再倒入从药店买的淡豆豉，放入适量水，盖上锅盖。大火熬开，小火熬5分钟即可。

熬好的葱豉汤不要一次全部喝下，看情况喝。如果喝后微微出汗，就不必再喝了；如果没有出汗，还要继续喝。具体的用量，要根据不同的人来调整，没有单一的标准。

这个葱白豆豉汤，也叫葱豉汤，是南北朝时期的陶弘景增补葛洪医书所写的《补缺肘后方》里面的方子。把这个汤喝下去以后，身体会微微出汗，寒邪就会散去了。

祛寒邪生姜用处多

姜在中医里的种类很多，有干姜、生姜、煨姜、姜皮、炮姜等。其中，干姜并不是生姜直接晒干而成的。姜最早的根茎叫母姜，母姜晒干后叫干姜。把母姜放入地下，发芽，长出其他的根茎，这些新生的茎块叫

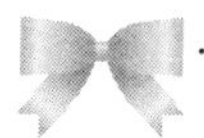

生姜。因此生姜不是母姜。生姜的辛辣之性比干姜要差一点，以发散为主。

如果被冷风吹到了，切几片姜熬水，喝下去会出一身汗，然后身上立刻就温暖起来，这样寒邪就被排出了，这就是生姜的散寒作用。

给孩子祛寒湿也可用生姜葱白红糖汤：取2块拇指粗的生姜，斜着切3片，然后切葱白半段，一起放到锅里，放入一羹匙红糖，再加入适量水，盖上锅盖，大火熬开，然后小火熬3分钟，关火，再焖10分钟即可。喝后会微微出汗，气血一通畅，寒邪就被驱除出去了。

当湿气很重、雾气很浓的时候，孩子如果受寒，就会出现寒湿头疼的情况。尤其是后脑勺疼，这种疼一般会猝然发作。

此时，用生姜水配合藿香正气水给孩子服用，可以起到很好的止痛效果。

切5片生姜，放到锅里，添适量水熬开。3分钟后关火，再焖5分钟。将水倒出来，把半支藿香正气水兑入姜水中即可饮用。

需要提醒的是，藿香正气有丸、水、软胶囊等多种剂型，用藿香正气水起效较快。服用之后药效很快就会通行全身，尤其是头部，头疼很快消失，一般10分钟后就会恢复正常。如果使用一次没有效果的话，就要停止使用了，说明此法不对症。

干姜温中止腹痛

干姜和生姜不同。生姜发散的性质比较大，有发汗的作用；干姜的发汗作用不大，它是一味温里的药物。

比如冬天，有的时候孩子穿少了，在室外待的时间长，肚子可能会受凉，引起肚子痛。这个时候如果有干姜粉，就可以冲服一点喝，可以起到暖中的作用。这种干姜粉一般超市就有，一般冲服一次就可以了。同时用热水泡脚，会很快缓解症状的。

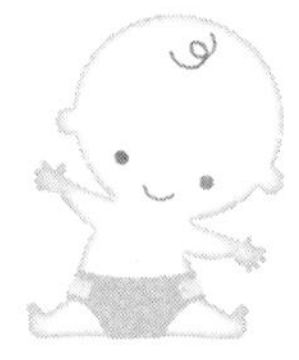

湿疹宝宝冬季三注意

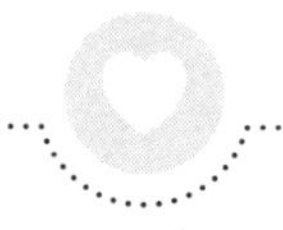

进入冬季，天气干燥，宝宝皮肤娇嫩，容易干燥皲裂。特别是湿疹宝宝，由于天生皮肤屏障功能有缺陷，皮肤脂类分泌减少，天然保湿因子缺失，就更容易出现皮肤干燥。

陈　戟
上海儿童医学中心皮肤科副主任医师

查过敏原

过敏原分为食物过敏原和吸入性过敏原。常见的食物过敏原包括鸡蛋、牛奶、花生、小麦、大豆、鱼虾等。吸入性过敏原有尘螨、动物皮屑、霉菌孢子和花粉等。

过敏原检查就是这些食物或者吸入性过敏原的特异性IgE检查，有两种常用检查方法，分别是皮肤点刺试验和抽血化验。皮肤点刺试验快速简便、价格低；抽血化验不受皮疹严重程度和用药影响，但价格较贵，且1岁以下的宝宝通常需要颈部静脉抽血。医生和家长可根据实际情况来选择检查方法。年龄太小的婴儿尚未接触可能的过敏原，还未发生相应的免疫反应，可能会产生假阴性结果。

研究证明，随着宝宝的长大，食物致敏程度会逐渐减轻，而吸入性过敏则逐渐增多，因此，建议湿疹宝宝半年至一年复查一次过敏原。

激素治疗

根据国内外的湿疹诊疗指南，目前治疗湿疹的主要药物是外用激素药膏。激素外用药的强度分为由弱到中到强共7个等级。

一般婴幼儿湿疹给予弱效激素外用，特别是面部、腋下、腹股沟和外生殖器部位。局部严重部位，弱效激素无法控制的才短时间外用中效激素，待湿疹缓解后再改用弱效激素。

激素外用药可以控制皮肤炎症反应，修复皮肤屏障功能，对湿疹治疗快速有效。中药制剂对湿疹有一定的辅助作用，但是由于起效慢，无法达到激素外用药的效果。抗过敏药可以缓解湿疹的痒感，但是对湿疹皮疹没有直接的作用，无法取代激素外用药。

所以，湿疹必须用激素外用药治疗，要

达到又安全又有效的治疗效果，必须合理选用弱效为主的药膏，一般建议每天2次外用。好转后可以用“阶梯法”逐渐减量，过渡到每天1次到每周2次。待停用激素外用药后要以润肤霜全身涂抹，以减少湿疹的复发。

护肤

润肤剂（保湿剂）不仅可以改善肌肤的干燥、减轻瘙痒，而且可以提高皮肤的屏障功能，减少环境因素的刺激，抵挡过敏原侵入皮肤。家长切记要把皮肤保湿作为每天给湿疹宝宝做的基础护理。

建议每天2次给宝宝全身涂抹润肤剂，一次最好在洗完澡擦干身体后，另一次是在早上。有皮疹的部位可以先按照医嘱外用药物，润肤剂可以覆盖在药物上，或等皮疹消退后用润肤剂替代外用药坚持每天涂抹。

不少家长认为宝宝得了湿疹是因为皮肤过敏，怕用了润肤剂会刺激宝宝皮肤。为了避免润肤剂的不良反应，建议家长挑选针对过敏性皮肤宝宝设计的、无添加剂无香精的润肤剂，在全身涂抹前可以先在宝宝手腕内侧试用几天，局部没有皮肤发红发痒的就是适合宝宝的。

专家建议

很多家长询问得了湿疹的宝宝可不可以洗澡，回答是可以洗，但要注意掌握正确的洗澡方法：

- 洗澡水不要过热，38~39℃；
- 洗澡时间不要过长，5分钟左右；
- 不要经常使用沐浴液，它会使皮肤干燥且刺激皮肤，引起皮肤瘙痒；
- 用柔软的毛巾拍干皮肤；
- 对湿疹宝宝最重要的一点，一定要在宝宝洗澡后全身涂抹润肤霜。

湿疹能根治吗?

目前来讲，湿疹无法根治，但是适当治疗后绝大多数患儿的皮疹能缓解，从而改善生活质量。大部分患儿长大后湿疹会好转，但是好转的确切年龄很难说。大约70%的患儿在学龄前明显好转，超过80%的患儿在青春期前好转。只有一小部分患儿的湿疹会延续到成年。

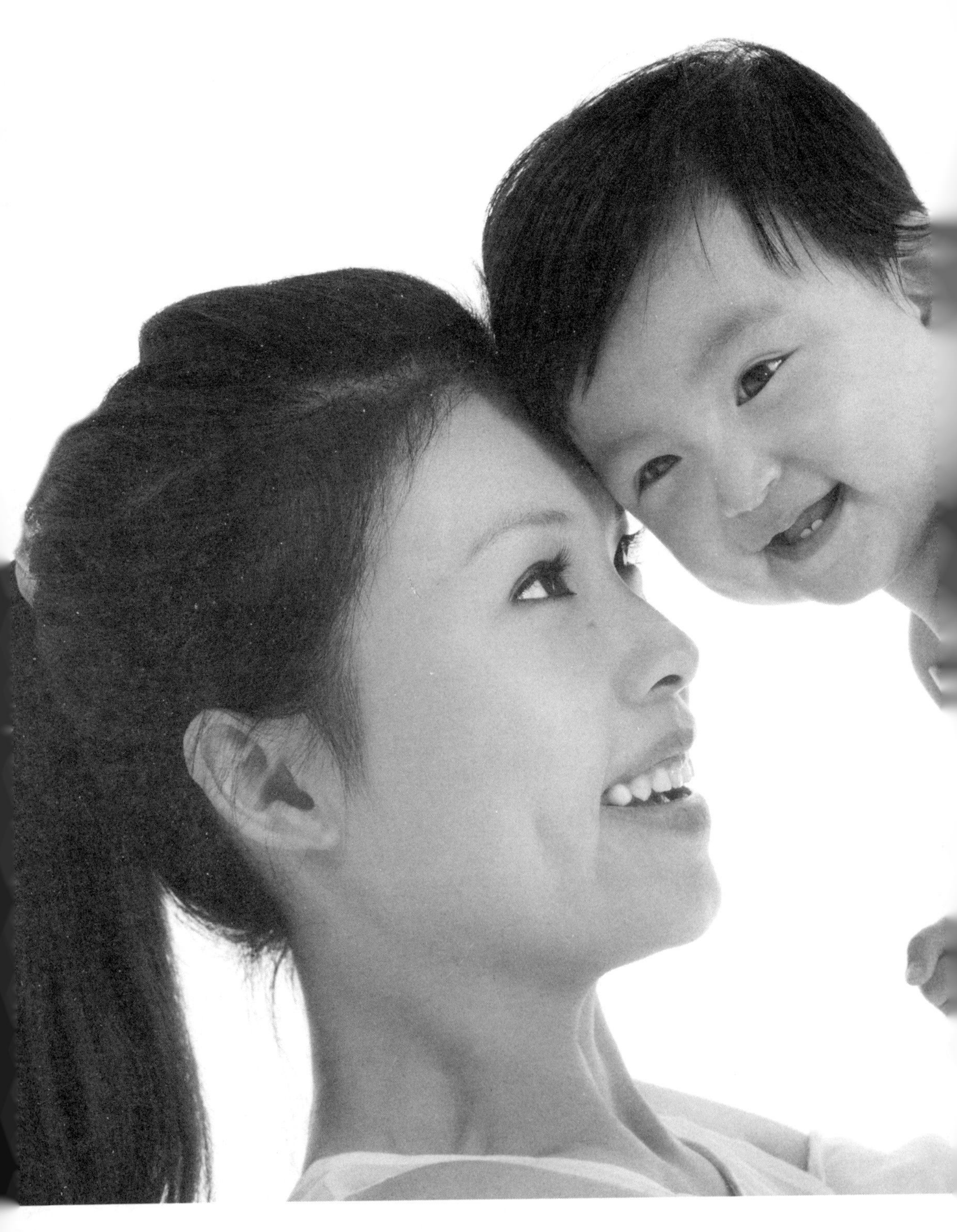

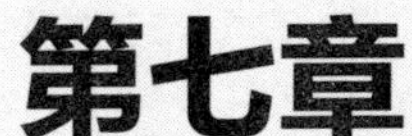

第七章

孩子的心你要懂，衣食父母远不够

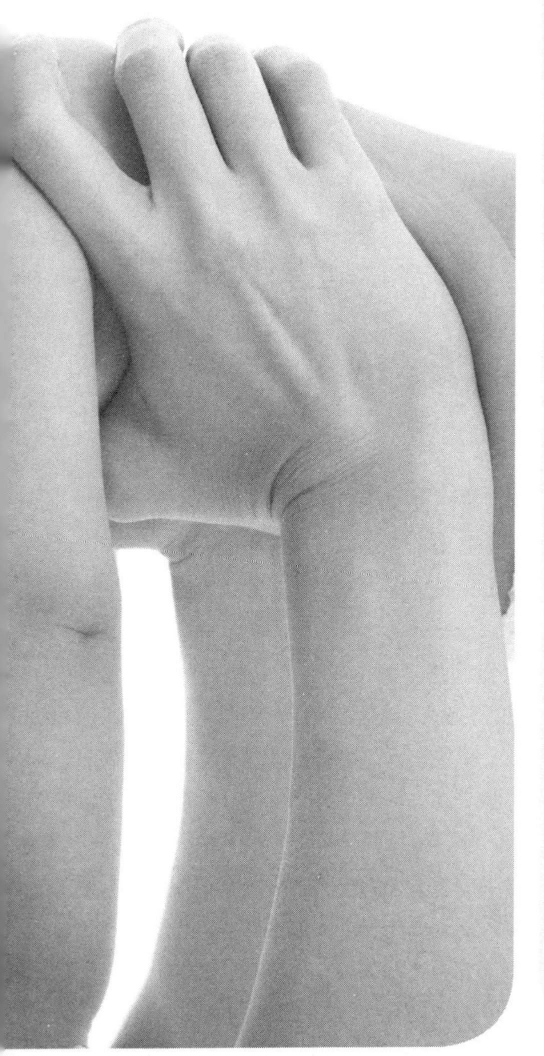

很多父母都遭遇过这样的尴尬和困惑：明明自己很爱孩子，时时处处都在为孩子着想，结果孩子却与自己“反目成仇”，不愿多说一句话。对此，多数家长会责备和慨叹自己的孩子太不懂事，但是我们是否反思过：我们懂孩子吗？我们走进过孩子的内心吗？我们所给予的是孩子需要的吗？世界上没有不爱孩子的父母，只有读不懂孩子的父母。唯有先读懂孩子，才能正确地爱孩子；只有正确地爱孩子，才能培养出健康的孩子。

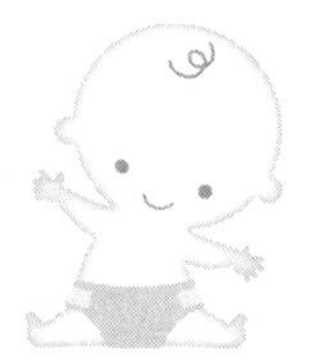

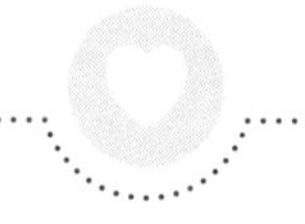

宝宝黏人是件好事

当宝宝突然变得很黏人时，家长通常会被小家伙纠缠得失去耐性，变得十分焦虑，最本能的反应就是着急改变宝宝，让他“独立”起来。殊不知，这样的做法不仅于事无补，还会导致宝宝黏人的行为变得越来越严重。

林　怡
知名早教专家、育儿专家

宝宝黏人与独立并不相悖

其实，宝宝黏人是件好事。黏人是有亲疏之分的表现，只有心智发育到一定程度才会出现。他开始明白，自己与周围人的爱的关系是有序位的——妈妈最亲，爸爸、奶奶等其他家人次之，别的大人再次之。

黏人是宝宝在学着表达爱。每天一大早，只要睁开双眼，多诱人的美食、多好玩的玩具，小家伙都可以弃之不顾，甚至来不及套上衣服就急急忙忙地爬到妈妈的身边，用他肉嘟嘟的小手轻轻地拍打着妈妈的脸庞……

黏人与独立并不相悖，黏人可以帮助宝宝从最爱的人身上获取足够的心理能量，慢慢走向独立。一两岁的宝宝即便玩得很投入，也会时不时看一眼旁边的妈妈，这种看似无意义的举动，都是他从妈妈身上获得能量的方式。他知道当自己需要时，妈妈就在身边，内心因此得到安慰。这种安全感建立起来后，他就会尝试着自己玩更长的时间，再逐渐过渡到离开妈妈视线也可以很安心地玩。

为宝宝去新地方做好充分准备

为宝宝去新地方做好准备，是带给宝宝安全感的重要内容之一。如果要把宝宝托给别人照料，事先要让他先熟悉一下环境。如果我们知道要去哪儿，以及去那里后的情况，我们就会心里有数，宝宝也是如此。

事先访问。在把宝宝送去之前，先带他去做一次“适应”性访问，让他熟悉一下环境，再让他同将要照看他的人玩一玩。

向将要照看宝宝的人介绍情况。一定要向准备看管宝宝的人详细介绍宝宝的所有情况，如宝宝的喜好、个性、习惯等。

给宝宝找个伙伴。可能的话，帮助宝宝

结识一个将要和他上同一个托儿所或幼儿园的小伙伴。

认真地同宝宝谈谈将要发生的事情。告诉宝宝他在新住处会碰到哪些情况，他将在那里看见什么和做些什么。

使事情显得不同寻常。把宝宝去托儿所或去幼儿园当做一件了不起的美事。夸奖宝宝穿戴得多么漂亮，给他带上一些新的用品，使宝宝感到去这个新的地方很有趣。

简短的告别。离开宝宝时不要犹犹豫豫或感到担心和内疚，对宝宝说过“再见”后就迅速离开。不要让他感到家长的离开是一件可以商量的事情，或者觉得只要他哭闹得足够厉害，家长就会改变主意，留下来陪他。

内心要明白。如果宝宝因为正玩得高兴而对家长的离开表现得无所谓，家长不要觉得受了伤害。家长应该很自信，知道宝宝爱你并信任你。

安慰但不迁就宝宝。如果宝宝一想到家长要离开，就表现出心神不定，家长应和宝宝好好谈一谈，告诉他你很同情他，但你必须要走。你可以非常平静地对他说：“我知道你现在很不安，但你一会就会好的，你会和别人玩得很高兴。我爱你，我会来看你的。”说完后立即就走！例如，家长开车送宝宝去托儿所或幼儿园，他不肯下车，家长可提出两种方案供他选择，对他说：“要么我送你进去，要么你和其他孩子一起进去，你自己决定吧。”给他5秒钟的考虑时间，然后就按说过的话去做。

对付“第二天的忧郁”。有时候，家长第一天离开宝宝时，他并不在意，但是，第二天他就不愿意让家长离开了。这并不是因为他离开家长后过得不愉快，而是因为意识到要和家长分开。只要家长每次都很自信地同他告别，宝宝的感觉也好了。

专家支招

面对黏人的小家伙，我们应该每天腾出一段时间全心全意陪伴他，还可以尝试以下做法：

离开前跟宝宝请个假。

离开宝宝时一定要向他“请假”，告诉他你会在某个时刻回来：“我下了班就回来！”“打完电话就陪你玩！”千万不要偷偷溜走。这样虽然可以马上逃脱，但宝宝会在内心深处记下这笔账，对你不信任，导致安全感缺失。如果你过于焦虑，你的情绪就会通过不经意的言行表达出来，让宝宝觉得分离是件可怕的事。

手指轻抵后背说加油。

我有一个屡试不爽的办法，每当离开宝宝时，就会把他紧紧搂在怀里，用手指头轻轻抵着他的后背（哪个位置无所谓），给他“加油”，然后暗示他有动力了，可以自己去玩了。这个小办法的效果出奇地好，他们通常都很配合。

让宝宝掺和你的工作。

别老觉得宝宝小，什么都不懂，有些事情可以带着他一起做。比如做家务：“宝宝，妈妈现在炒菜，你来当妈妈的小帮手吧。桌子脏啊？宝宝去把那些脏东西消灭掉吧！这里有抹布，是你的武器！”一边操作一边生动地描述给他听，他会感受到妈妈没有忽视他，会因此更快地独立。

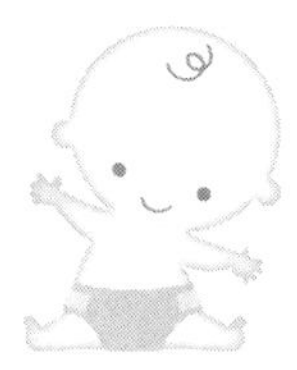

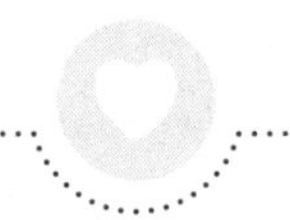

女儿的图画生活

中国儿童中心发布的《中国儿童创造力培养调查报告》显示，中国家长有时往往好心办坏事，一些不经意的“引导”在某种程度上已经限制了孩子的想象力、创造力的发挥。为避免好心办坏事，家长要遵循孩子的天性，让孩子在游戏中学习。

李　钊
儿童美术教育专家

涂鸦：和孩子一起互动

在我的家庭里，图画是女儿快乐的游戏，我们也常参与她的涂鸦、撕纸游戏，没想到，这样的图画生活最终让女儿考上了中国美术学院。

不过，这种兴趣可不是从小逼出来的。我有一个朋友想从小培养孩子的绘画能力，亲力亲为地教还很小的宝宝学画画，但无论他多么努力，宝宝都画不出一个完整的圆来，结果孩子一看到画笔就抵触地大哭，最后朋友也没了耐心。其实，年龄很小的宝宝只能进行无规则的涂鸦。

无规则的涂鸦持续半年左右，宝宝身体的协调性和手臂的控制力有了一些发展，逐渐控制得住画笔了，才开始有意识地涂画。这是成长过程中很重要的一个转折点，说明宝宝由无意识的肌肉运动转到形象性思考了。此时，宝宝初步画出不规则的圆圈和长的线条，并乐此不疲地重复画这些图形。这个阶段，宝宝的涂鸦是有意识的，他们总是一边画一边说话。

女儿2岁前，我常参与到她的涂鸦游戏当中，她乱涂时我在她无意识形成的笔画中找出象形的痕迹，加上几笔让它变得具象点，并告诉她说，这是大象，长着长长的鼻子和两根弯弯的大象牙，启发女儿想象和思考。有时，把女儿的小手涂满红色，让她印在画纸上，我用黑色在手印上点上小黑点，在旁边画几笔绿色的水草，小手印就变成了游动的金鱼。

有一次，我和女儿共同画一头鹿，我先画出一头没有角的鹿，让女儿添加鹿角，启发女儿按树的结构画鹿角。女儿把鹿角越画越高，越画越大，又往上画了很多小树枝，加上树叶后，鹿角变成了树林。女儿越画越兴奋，竟然忘了是在画一头鹿，她在树上画了许多小鸟，接着在树下画了吃草的小鹿，小鹿的小脑袋上没有鹿角，却长着小树芽。从画一头鹿开始，一步一步地演变成了春意盎然的风景画。

撕纸：激发孩子的兴趣

除了涂鸦，女儿小的时候还爱撕纸，后来我就引导她把撕下来的纸片变成了图画，女儿为自己的小手感到骄傲，从此家里又增加了一项新的游戏。

我先用捉迷藏的游戏方式开始，在报纸上戳出两个小洞，作观察眼，用报纸遮脸逗女儿玩，然后手把手地协助她用油画棒给小洞洞加上睫毛，变其为眼睛。再画鼻子和嘴巴，最后小心翼翼地按圆脸的轮廓，撕出一个脸谱似的图形。这个方法引起女儿浓厚的兴趣。

我们帮女儿把撕下来的图形贴在一张白纸上，把象形的纸片变成太阳或是一朵花。有时候撕下来的纸片恰好像某种动物的图形，我便适当地在上面画眼睛和嘴巴，再画上几根胡须，让它成为一只猫或一只狗。

撕出来的图形边沿不整齐，但图形生动有趣，适用于拼贴不规整的图形。在图形上用油画棒加工点染后，能得到一幅完整的画。

当然，用手撕出机械类的图形比较困难，汽车、轮船、房屋类的图形只有用剪刀剪裁才能够精确成形。我曾给她买过一把安全的塑料剪刀，教她用报刊练习剪图形，然后粘在白纸上。在旧报纸贴出来的形状上画果树、小屋和太阳，女儿更感兴趣。

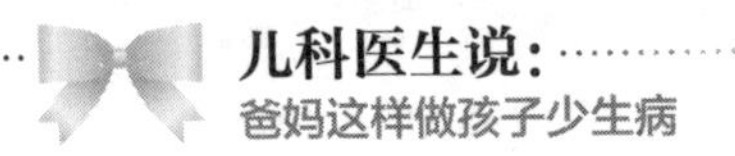

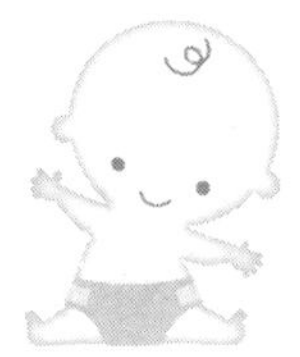

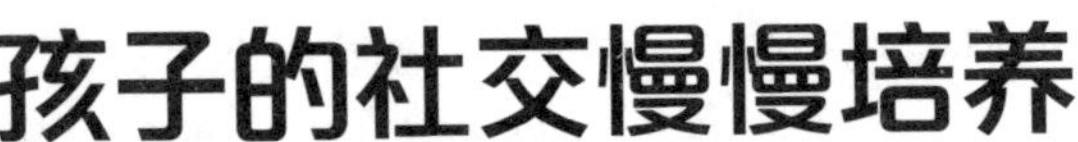

孩子的社交慢慢培养

很多家长觉得孩子在交往能力上发展得不够。具体说，主要有两类情况：一是觉得孩子胆子小、不爱交往、交往中遇到问题也不会解决；另一种是孩子交往时有一些不好的行为倾向，比如打人等。其实，孩子的社交需要慢慢培养。

罗　玲
留澳心理学专家

家长的期望要合理

我真的不希望自己女儿三四岁就练出明星的气场。我希望她在家里放松放肆，在人多的场合有一定程度的紧张和羞涩。

我们不能指望孩子能像成人一样大方地交往。孩子有内外生疏的分别，这是心智健康的标志。同时，我们要承认性格的差异，不能对不同性格的孩子用一个标准去衡量。性格外向与内向不是不变的，也并无本质上的好坏之分。

有家长很在意孩子在亲友面前的表现，特别是还有其他孩子时。其实人多就兴奋的孩子不见得社交能力强，自我表现只是社交技能中的一个方面。所以千万别在乎这些，因为这些给孩子压力。

期望调整了，心里就少了很多失败感，而这无形中就已经在帮助孩子树立自信了。很多孩子不善交往，其实最初就是家长催促、给压力所造成的。改变这个恶性循环，要先从家长开始。

家长社交影响孩子

我们自己是否喜欢跟人打交道？见到外人，是开心地寒暄、享受这种沟通，还是唯恐避之不及、硬着头皮强作欢颜？我们在跟其他人说话、打电话时，是怎样谈论这些事情的，我们的态度孩子都能感觉得到。

所以，抱怨孩子不喜欢交往的家长应先把孩子的问题放下，努力调整自己的社交现状，丰富社交活动，感受与人交往的乐趣。这样，孩子就会被潜移默化。比如，与其逼着孩子跟外人打招呼，不如家长自己很开心地打招呼，久了，孩子自然会模仿学习。

提供接触人的机会

很多幼儿不爱交往，确实跟接触外人机

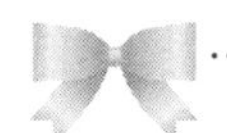

会少有关系。家长应多创造这样的机会，比如，家里来客人，走在外面多跟人打招呼聊天，经常带着去亲戚朋友家串门或参加聚会，在小区里接触其他小朋友，参加一些人多的游戏活动等，都可以让孩子观察不同的人，增加互动机会。

很多家长意识到要提供孩子接触外人的机会，但可能忽略了背后的功课。机会只是外部条件，更重要的是内部条件要具备，两者要同步。否则，如果外部过于强大超前，对孩子形成巨大的压力和负担，就会适得其反。

安全感和自信是最重要的内部条件。平时要帮助孩子树立积极的自我评价，对孩子不贬低、不苛求，多肯定进步、多鼓励、多关注好的变化。另外，对孩子的评价要真实客观。被过分夸奖的孩子，当他被放到生人中间得到真实的反馈时，会变得更沮丧自卑。

教给孩子交往技巧

记得有一天，我拿一些小饼干让3岁的女儿放学时跟小朋友分享，我发现她举着饼干走到小朋友旁边，啥也不说。很多时候，小朋友们正忙着穿衣换鞋，根本没看到，她就默默地追着给。

看来，需要我们教给她，如果想引起他人注意，应喊对方的名字或称呼。她过去跟老师说再见时，常常不管老师在做什么，大喊一声“再见”就跑了。我说，要走到跟前喊老师，看到老师在看你了，你要看着老师的眼睛，再说“再见”。

教这些，就等于是给了孩子表达和交往的工具，孩子就可以表现得更自信，交往更有效率。而好的交往经验对孩子都是极大的鼓励，这样就形成良性循环了。

现在很多家长都知道要尽量让孩子自己去处理交往问题、处理纠纷。但这一定要与技巧的教育结合起来，不能既不教、也不干涉，全凭孩子自己悟。我通常的做法是：背后教（事先教，或者事后总结时教）；当面少干涉，让她自己锻炼发挥。

很多我们以为自然的事情，需要教给孩子，他才知道、才能会。

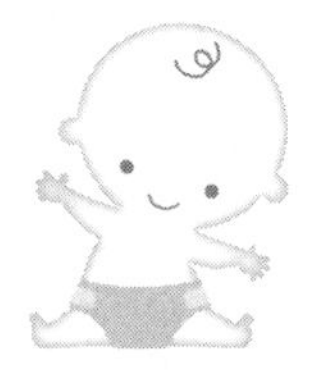

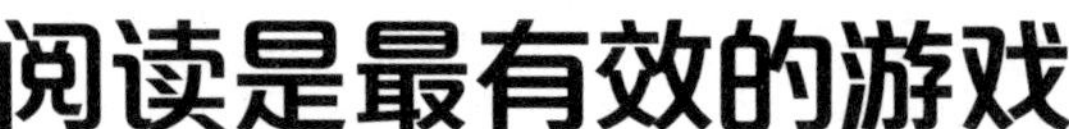

阅读是最有效的游戏

当孩子慢慢适应了幼儿园的生活，你很快就会发现，每天和他待在一起的时间其实非常有限，比如：早晨7点送去幼儿园，晚上家长下班到家也得7点多，8点就该准备让孩子睡觉，这中间还包括了做晚饭和吃饭的时间。如果你每天陪孩子的时间就这样有限，那么就把这有限的时间花在最有意义的事情——阅读上面吧！这称得上是最高效的亲子游戏了。

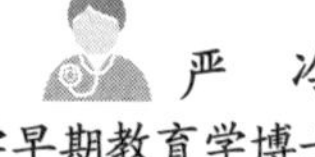

严 冷
美国新奥尔良大学早期教育学博士
首都师范大学教育科学院讲师

每天和孩子一起大声阅读10分钟

听故事对孩子来说也是一种阅读。

美国的语言教育学家Mem Fox在她的畅销书《阅读的魔力》里，建议家长每天至少和孩子一起大声阅读10分钟，给孩子讲3个故事或和孩子一起读3本书。

3岁～8岁是幼儿阅读能力发展的关键期，口头语言发展速度很快，同时，又开始认识符号、声音与意义的关联，学习如何看待一张纸、一本书，尝试用自己所学的语言解释周围生活的一切。

早期阅读的作用是多方面的，它不仅能为儿童接触书面语言和运用书面语言提供机会，还能促进儿童语言和元语言能力的发展，有利于儿童掌握词汇构成和文字表征，同时，还能培养儿童的读写兴趣和习惯。

帮小家伙爱上书本有很多有趣的方式，一起来试试吧。

坐在家长的大腿上

阅读不只是读书上的字。对宝宝而言，阅读更多地意味着享受跟爸爸、妈妈之间的互动交流。当宝宝坐在家长的大腿上听家长大声朗读时，他不仅在欣赏书籍，而且还在享受家长一心一意地陪着他带来的安全感。

孩子从出生开始，便能与人交流：首先，他能倾听大人说话，并且会通过发出自己的声音，来逐步学习说话；其次，他会慢慢明白口头语言是如何转化成书面文字和符号的，并最终学会理解文字和符号，获得阅读能力。

随时随地都可读

固定的阅读时间会为宝宝建立他所喜爱的平静的日常生活程序，这也是为什么睡前故事是一个久经考验的传统。不过，别忘了，很多其他的日常活动也是阅读的好时机。可以偶尔试着建立一种新程序，比如早饭时讲故事、洗澡时讲故事、刚从幼儿园回到家时讲故事，甚至是在宝宝“便便”时讲故事。如果那些睡觉很沉的宝宝（和大一些的孩子）的爸爸、妈妈用“讲故事叫他们起床”，会比硬把他们拎下床更能让他们好好地渡过新的一天。

重复重复再重复

如果你已经在过去的一个月每天晚上都给宝宝读《小兔乖乖》，而他还想再听，也忍住别打呵欠。喜欢重复是宝宝的特点。宝宝喜欢一遍又一遍地读同样故事的原因在于他们太渴望学习了。你很快就会发现宝宝能记住他最喜欢的段落，并且迫不及待地要自己来说出其中关键的句子，这都说明他读书的能力在不断提高。

一边阅读一边演

给宝宝读书时，你要无拘无束。在讲《小红帽》的时候，学着大灰狼咆哮；讲《三只小猪》的时候，就像小猪那样尖声地说话。宝宝跟大人一样喜欢表演，事实上，你的小宝贝可能很乐意扮演《三只小猪》里那头吓人的大灰狼呢。鼓励宝宝演，即使这样使故事进展变慢也没关系。如果他积极参与进来，就能从故事中受益更多。

应当通过多与宝宝交谈来促进他语言能力的发展，并且应该为宝宝提供一个文字丰富的环境，例如在家里各种物品上张贴写有物品名称的卡片，或者为宝宝提供各种各样的图书，让宝宝能在生活的各个环节中学习语言，让语言学习成为他生活的一部分。

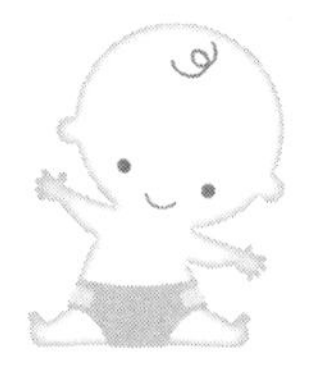

与孩子斗其乐无穷

“为什么你回家能看电视，而我不能看？”“《未成年人保护法》说你以后不能打我了。”你的孩子这样对你说过吗？你怎么回答的？下面分享我和儿子“斗法”的几个小故事。

王　仲
清华大学长庚医院副院长、教授、博士研究生导师

关于出走

儿子4岁那年，有过一次“伪出走”。当时，我回沈阳探亲。一天，母亲和岳母通电话，说到儿子肖肖时笑得前仰后合。

挂上电话，母亲说：“你儿子长本事了，离家出走了。也没大事，就是姥姥说了他几句，他摔门出去了，你媳妇跟着呢。”

我马上把电话打到北京，岳母接的，说他们娘俩还没有回来。我说：“肖肖一回家，马上让他给我回电话。”

十几分钟后，电话响了。

我拿起电话：“肖肖，刚才干吗去了？”“玩儿去了。”“是因为姥姥说你吗？”儿子不吭声了。“你到旁边屋去，我对你说。”“姥姥老说你，是不？……就是，真烦。下次再说你，还走。”

儿子以为得到了我的认同，兴奋起来，述说自己有多委屈，有多冤枉。我听着，没有打断他，也没有表示认同。

等他说差不多了，我突然问他：“对了，姥姥那么烦，你那么不高兴地走了，怎么又回来了？是他们请你回来的，还是你自己回来的？”“我自己回来的，我不回来没有地方去呀。”

“那不是！”我打断他，“要是换了我，出去了就不回来，咱可是男子汉，哪能自己回头呀？多没面子？去要饭，睡水泥管子。”“爸爸，这可不行。”儿子严词拒绝。“那你记住了，下次只要出去，就不要回来。如果你觉得不能不回来，就一定不要走出这个门，咱男子汉丢不起这个人。”

很多在其他家长看来不算事的事，在我这里常常是大事，像这次离家出走，必须干预。之所以这样教育儿子，是不想让他随意跨出家门半步。

关于效率

自打儿子上了小学，接他回家的第一件事永远是督促他完成作业。但我从不在旁看着，更不关心他写作业的时间及作业的对错。因为这不该是我的事，是他和老师的事。

但奶奶不这么以为，她常常端坐在孩子身边，时不时地还“指导”一下，以免孩子得个低分或“被找家长”。我对守在儿子身边的奶奶说：“你出去，别‘打扰’他学习。”

奶奶不平地说：“我打扰他？你看你儿子多不自觉，边写边玩儿，这么长时间就写了那么点儿。”我坚持让奶奶离开孙子，让他“随心所欲”。

两小时过去了，儿子“疲惫”地从屋里出来。我问他：“写完了？”“嗯。”“我看看。”

他拿来两个作业本，一个算术，一个语文。我让他把今天做的所有作业指给我看，然后，我再让他拿两张白纸和一支笔，我按照他们的作业重新做了一遍。10分钟后我“完成了作业”。

我问他：“我10分钟写完的作业，你为什么写2个小时？”“我写得慢。”“好，你小，写字慢，不会算。所有这些都算上，再给你3倍时间，你也该在40分钟写完呀。剩下的1小时20分钟你干吗了？或者，我去问问你们同学，他们多长时间写完？”儿子无语了。

我接着说：“你什么都能欺骗，但你欺骗不了时间。”

从此，儿子每天回家先写作业。尽管他还会玩，还不情愿，但毕竟懂得了我是能通过计算时间来确定他“效率”的。

关于偷懒

一天，儿子突然从写作业的屋子出来，认真地问我：“爸爸，为什么你下班就可以看电视，我回来就得写作业？”

我故作惊讶地说：“唉，你这个问题提得不错。为什么呀？要不，咱俩换一下吧，我替你写作业，你替我看电视。”

“好呀！”他高兴地都快蹦起来了，“咱俩换。”

我进了他写作业的屋子，关上门。想象得出来他看电视有多高兴、多得意。坐了几分钟，我从屋里走出来，似乎想起了什么，对他说：“对了，我忘了一件事，咱俩以后就这样换吧。明天你替我上班，我替你上学。”

“那不行。”“为什么？”“我上不了。我没长大。”

“哦，那就是说你干的事我能干，我干的事你干不了？”

“……”

“那你就不能替我看电视，还是应该写作业。”

他默默地进屋了。我心里这个得意：赢了。

关于惩罚

另一个小故事发生在儿子二年级时。学习“少年儿童保护法”的他回来对我说：“爸爸，你以后不能打我了，打我犯法，‘少年儿童保护法’说了。”

“是吗，是这么说的吗？”“老师这么说的。”

“哦，你们老师说没说杀人犯法呀？”“当然犯法。”

“哦，那咋还有人被枪毙呀？枪毙人是不是杀人？”

“……”儿子说不上来。“为什么？”我问。

“他们犯罪了呗。”儿子灵机一动。

“所以呀，因为他犯法在先，然后受到了惩罚。你不犯错误时我打过你吗？”

“没有……”

“这不就是啦，你别犯错误，我也别打你。”

感悟：和孩子斗智斗勇真的是既费神、又享受，能提高家长的应变能力。

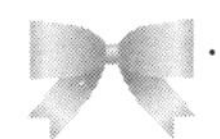

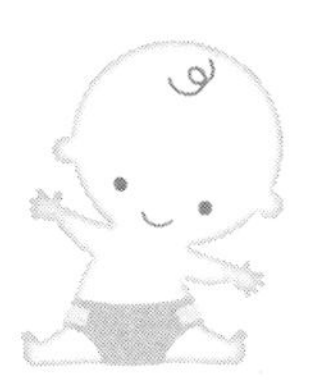

好妈妈是个“好裁缝”

一模一样的布料，却能做出各种各样的衣服，全靠裁缝一双巧手。而孩子的“资质”就像一块布，要剪裁成什么样子，全靠后天的努力。父母就像个“裁缝”，不应该太注重布料有多好（孩子有多聪明），而应注重剪裁手法（后天教育）。

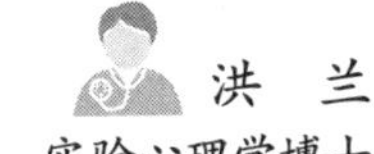
洪　兰
台湾著名教育家、实验心理学博士

兴趣——样样通，样样松

困惑：一次，我听几个妈妈大声谈论培养孩子的难处。一个妈妈说，为了找出孩子的兴趣，几乎所有才艺班都让他上过，可现在大学都毕业了，还是没找到他的兴趣，待在家里让她养。另一个说，她的孩子为了准备高考已补习两年了，她自己觉得孩子并不适合做公务员，却不知道他适合做什么。

他山之石：比尔·盖茨的父亲说，他很早就发现了大女儿的长处，他带孩子们去迪斯尼乐园玩，当时大女儿才10岁，出门时便带个小本子记账，花的每分钱都记下来。回到家，她把零钱倒出来，跟本子上的账目一核对，一分钱都不差。他和太太对眼一看，这孩子将来是会计师的料。于是他就从这方面引导她，凡有义卖，他都叫女儿管账，女儿管得很清楚，赢得很多赞美，于是就更起劲。这种正回馈的循环，果然使她日后成了有名的会计师。

专家有话：其实，教育并不需花昂贵的学费去乱试一通，只要父母花点心思观察孩子日常举止，就会看出他的长处，尤其在游戏时最易看出来。人都不喜欢经历挫折，游戏时往往能显现出他最拿手、最有兴趣的项目。父母了解后，便可鼓励他，安排机会让他表现，这样兴趣就培养出来了。

惩罚——别破坏孩子情绪

困惑：最近在报上看到有个初二的学生因没写作业，而学校规定不许体罚，老师就让他请全班同学吃糖。孩子没钱，又不敢跟家里讲，便去超市偷，结果被逮到。还曾看过一个孩子在帮忙排碗筷时，不小心打破了一个碗，因有客人在，母亲没有当场发作，但是恶狠狠地瞪了孩子一眼，那个孩子竟然发起抖来。

他山之石：有人做过实验，把学生随机分两组：其中一组看喜剧短片，孩子们非常愉快；另一组看教学短片，比较枯燥。看完后，给每人一根蜡烛、一盒图钉，要他们想办法让蜡烛站在墙上。结果，看喜剧的那组有75%的学生想到把图钉倒出来，用两根图钉把图钉盒钉在墙上，再把蜡烛站在图钉盒上；而另一组学生，只有20%的人想到办法。这说明好的情绪有利于学习和思考。

专家有话：如何既能达到惩戒的目的，又不失教育真谛呢？我认为第一可以罚劳役。比如让孩子把房间打扫干净，因为洒扫本来就是古人教育孩子的方式之一，儿童进私塾就先从扫地学起。这种方法平和愉快，学生容易产生积极心理。

阅读——先要“悦读”

困惑：假日访友，朋友抱出2岁的孙子逗乐，并读书给孩子听。只见孩子正襟危坐桌前，他用念公文的语调把《绘本童话中国》念完，我看孩子的脸上丝毫没有阅读的喜悦，只有“这是功课，不得不应付”的表情。趁老友不在，我请他儿媳妇念给孩子听，孩子果然放松很多，一直打断母亲：“这是什么？”“为什么？”而母亲一概不应，继续念，念完居然说：“把字卡找出来，我们复习下。”

他山之石：一次一个学生来找我，说临时帮人代课，问我如何做“猢狲王”。我手头正有本《昆虫侦探》，就说：“你是动物系毕业的，讲你的本行才能深入浅出，这几个侦探故事，主角都是昆虫，你可以边讲故事，边教孩子昆虫知识。”第二天，他兴奋地来找我：“昨天完全成功，小朋友听到连父母来接都不肯走。”这几个故事情节离奇，暗含知识，如《蝴蝶杀蛾事件》，讲蛾子“诈死”躲蝙蝠，恰好蝴蝶经过，被误当凶手的故事。

专家有话：阅读，先要“悦读”。父母可先找出孩子感兴趣的故事，讲到最精彩时停下来，激发出孩子的好奇心，吸引他自己往下读。研究发现，男生和女生在选书偏好上有所不同，女生喜欢故事类小说，男生喜欢非故事类的真实世界可用到的知识，如历史人物传记、如何制造汽车等，因此选书应投其所好。

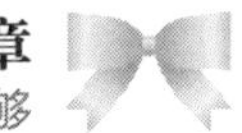

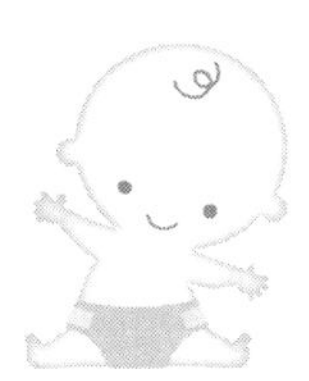

当好孩子的“司机”

开上车后，发现很多驾车的道理也适用于育儿。凡事怕琢磨，也许多琢磨就能发现自己在教育孩子的过程中有哪些问题，应该怎么解决。

孟　迁
中国家庭教育专业委员会理事

别管路，管好你自己

驾车技巧：我刚上路的时候，前后左右都是车，担心极了，碰上谁也不得了。旁边陪练说，别的车要想撞你怎么都能撞，你就好好在你的路线里开就行了。一听，咋这么在理呢？都说世界上的事只有三种，自己的事、别人的事和老天的事。加塞是别人的事，下雨是老天的事，我们都管不了。

育儿感悟：做父母也一样，我们没办法决定孩子成为一个什么样的人，那是他的事，他会受我们的影响但最终如何是他的选择；孩子会遭遇什么，孩子的生命中会出现哪些人、哪些事，这是老天的事，更不是我们能决定的。我们唯一能决定的就是“我们做一个怎样的父母”。其实，也只要把这件事做好就行了。

为什么有的人做父母做得特别难呢？因为他总想管“别人的事”和“老天的事”，他想控制全局，可那不是他能控制的，所以就难，而且他一定做不好。因为他的“控制”会让别人和老天都不高兴：他不信任孩子，孩子怎么会高兴呢？老天其实也一样。

不怕万一，只求一万

驾车技巧：第一次听这句话是在电影《梅兰芳》里。梅兰芳要去美国演出，有点怕，就问经纪人：万一去美国败了呢？经纪人说：只管一万，不管万一。这话我练车更有体会。北京路况这么复杂，驾车人这么多样，谁知道有没有心里有火没处发或喝酒喝到不知道自己是谁的主儿呢？如果怕那个“万一”，还出不出门呢？

育儿感悟：现在的家长，让孩子这也不能做，那也不能碰，常挂在嘴边的一句话就是：那要有个万一，可怎么办呢？这就是不会“活”的父母。其实当你真正接受生活的时候，你不会感到恐惧，因为所有的风险、不好、苦累、艰难、迷惑都是生活的一部分。

有多少家长因为害怕那个莫须有的“万一”，宁可孩子什么也不做，什么也不碰，让孩子失去了多少锻炼和体验的机会啊。

怕孩子噎着迟迟不给喂固体食物，结果不会咀嚼的孩子1岁多还长不出一颗牙；怕孩子冻着从小肚兜不离身，结果长大了稍微一掀衣角孩子就感冒发烧……过度保护的结果只有一个——孩子吃亏，家长悔恨。

加油不见提速

驾车技巧： 右脚一使力，车必然提速。可有时会出现加油不见提速的情况，比如车上坡的时候，路太颠的时候，车轱辘被陷住的时候，手刹没放下却踩着油门的时候……

育儿感悟： 很多妈妈抱怨，我已经够努力了，每天都盯着孩子，什么招都使上了，怎么孩子的学习还不见起色呢?

不是妈妈不努力，不是孩子不聪明，而是除了加油之外，还应该注意到其他方面。父母对孩子管得过多，孩子就有依赖，就不会自己用心；父母管得太宽，孩子的自由被大大压缩，孩子就容易消极、拖延、故意犯错等。

“反正总也做不完作业，反正总也达不到妈妈的目标。”妈妈很努力，孩子没动力，这就好比妈妈给油孩子踩刹车，不仅提不了速，还毁车呢。有多少严厉的妈妈到底也没把孩子培养成才，母子俩反而谁也不待见谁，事没成亲情却伤了。所以，看看油门之外的世界吧。

守住本位

驾车技巧： 刚上路时陪练总说两句话。第一句是：开车可以让别人，但不能让到自己没地方；第二句是让速不让路，你可以放慢速度，但是不能让出你自己的车道。

育儿感悟： 有的父母管孩子学习特别严，严到伤了孩子；生活中又特别纵孩子，纵到屈了自己……这不都是没有守住自己的车道而把事情变糟么?

再比如家校沟通，家长总期望老师对自己的孩子多关照，害怕老师给孩子穿小鞋，然后就讨好老师。这实际上是对自己的贬低，自己对自己都不重视，也就别怪别人不重视你了。

事实上，期待老师多照顾孩子那是贪心，老师的精力有限，能对孩子普通关注就可以了，老师也有自己的义务不能违反。所以不用“有求”老师而献媚，也不用“害怕”老师而讨好。这样家校关系就好处了。

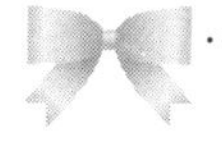

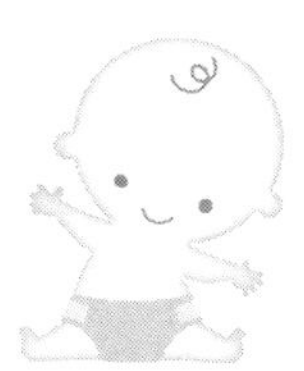

做个淡定的妈妈

记得有人说过，父母可能是这个世上最辛苦的职业了。我觉得平时还好，但在一些特别的时刻，比如孩子生病时，是最考验妈妈的。这时妈妈要淡定，孩子才不会慌。

罗　玲
留澳心理学专家

孩子生病 —— 保持乐观在心里哼个欢快歌

最考验妈妈修心功力的大概要算孩子生病时，真是比自己生病还难受。这时，除积极治疗，我们还能做什么呢？努力保持乐观的情绪，是对孩子康复最大的帮助。

回想一下，孩子一旦有些不适，我们是不是心里自动地就蒙上了乌云，人也严肃起来，甚至不自觉地责备孩子："你咋事这么多呢！"其实，这是多么不讲理的话啊！

孩子不舒服，妈妈保持积极乐观的情绪，可感染孩子，积极乐观的情绪可增强免疫力，让孩子康复更快。道理如此，但做起来很难。妈妈怎么才能在孩子生病时不忧虑呢？

假如发现自己情绪低落，又无力扭转时，不妨在心里哼唱一个欢快的歌，这样你会发现情绪即刻就转变过来了。用行为改变心情，这在心理学上有理论依据，不妨试试。

妈妈还可给孩子拥抱爱抚、讲笑话或逗他大笑、用想象让他的思想自由飞翔。情绪就像空气，妈妈随时都可以净化这个空气，让孩子享受情绪氧吧。

孩子当众哭闹、给你出丑 —— 把周围的人都当浮云

孩子哭闹时，我们的反应有多少是基于理性和爱，又有多少是基于旁观者的压力呢？当我们跟孩子独处时，我们似乎更能控制自己的情绪，我们的管教似乎更合理得法。而一旦周围有他人，即便人家没盯着看，马上就变得不同了。这好比量子力学里所说，观测者的观测行为必然造成干扰！

还有些类似情况，如同事朋友聚会，大家比较孩子的成绩和表现、公婆念叨别的儿

媳怎样会养育孩子等。请记住，一切横向比较的情况下我们要做的就是：淡出他人评判，聚焦孩子身上。

在这些情况下，我们最好试着把周围所有人都淡出，当他们不存在，因为他们真的只是过客、浮云，只有你和孩子才是真实存在的！外人的评判没有价值，你和孩子的互动才真的有价值。记住，别人转眼就会忘掉这件事，而你的做法却会在孩子身上有持久的印记！

妈妈情绪失控 —— 孩子是无辜的火柴

有太多事情让女人情绪失控了：生理周期和身体不适、老公的沉默麻木和分歧、事业心受挫、太忙太累……总之，我们都有情绪即将失控的情况。我们自己因为某些原因变成了火药桶，孩子就是根无辜的火柴，一不小心就给点着了。

避免情绪失控有两步：首先，别让自己憋成火药桶。平时多注意修心，身体上的火和心理上的火就会少一些。其次，一旦有了火，要学会很好地处理它，把火以更文明、更有建设性的方式消灭掉。

当着孩子的面，当我们的脾气即将爆发时，应该想一想：现在所做的一切都将被孩子学去，此刻就是教给他怎样处理自己情绪的好时机！希望孩子未来遇到同样的情况时，应该怎样做，那就现在示范一下吧！

你的孩子会越来越好！你的生活也会越来越好！

很多新手妈妈刚刚开始一个人带孩子的时候，常常很不适应地想：这何时是个头啊！“放心吧！以后会越来越好的！”这话不仅仅是一句宽慰的话，以后的事实往往也会证明，真的如此！

你的孩子会越来越好！他会某一天突然被你逗得哈哈笑个不停、他会自己抱奶瓶、会跟你沟通……我女儿5个月大时，一次我俩坐沙发上，她还坐不太稳。忽然，她的大脑袋猛地靠向我，开始我以为是她没坐住倒了，但马上发现：那是她在跟我亲昵、往我怀里拱！这个瞬间让我觉得一切都值得！

以后，宝宝会一天天长大，说出你想不到的有趣的话、做出各种让你有成就感的事情。

而你的生活，也会越来越好！你不仅很快就会恢复体型，重新开始穿漂亮衣服，你更会随时感受到自己脱胎换骨的成长。

如果此刻你感到无助，别担心，很快你会变得难以想象的彪悍勇猛！鳄鱼来了你敢去扳开它的嘴，天塌了你有力气顶住……转眼间，你就从一个小女生变成一个顶天立地的人！

专家建议

当你面对孩子时，把所有那些信息都放在背景里，不要太当回事，大胆地用你的本心去对待孩子！不论你对自己怎样挑剔，在孩子面前，你就是他最好的妈妈，你真心给孩子的爱就是他能得到的最好的养育。

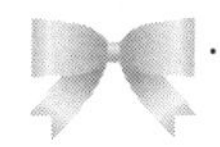

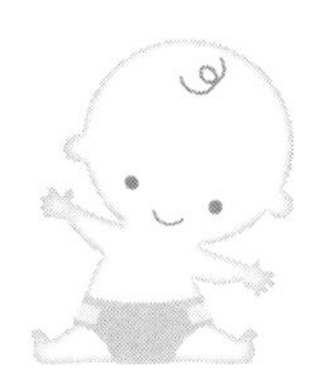

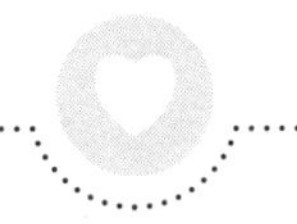

做个会爱的好爸爸

生活中，有太多的爸爸过于专注职业，而有意无意忽视了孩子，当他们功成名就时，却发现自己失去了生命中更为宝贵的东西。天下的爸爸们要知道：你忽视家，家便忽视你。

孙云晓
中国青少年研究中心副主任、研究员

智慧型：尊重孩子的独立人格

鲁迅先生曾说，中国人做父母最大的问题是，“小时候，不把他当人，大了后，他也做不了人”。

女儿4岁多时，爱唱爱跳，于是我们倾我们所有，托人买回架钢琴，又请了老师。刚开始，女儿紧张又兴奋，很快就掌握了简单练习曲的弹奏方法，回到家也愿练。然而，随着进度加快，她感到了学琴的难度，不太愿意学了。我们却总训斥她不努力。

一天晚上，妻子又带女儿去学琴。由于注意力不集中，她没记住上节课的要领，一上琴错误百出。老师表示不满，女儿越发战战兢兢，更难以达到新课的要求。回到家，女儿被扯到琴凳上，在妈妈的厉声训斥中，不知所措地弹着琴。我清楚地看到，一颗接一颗的泪珠从她的脸上滚落下来。我们无可奈何地走向了失败。

现如今，女儿已长大成人。她酷爱读书，喜欢写作，却依然不愿弹钢琴。我问及她童年学琴的感受，她脱口而出两个字：“恐怖！”又说，“没学会钢琴是个遗憾，但没有失去自由，值得庆幸。”

感悟：父母无形中会有一种心理优势：我生你养你，你得按我的要求做。因此从表面看，父母对待孩子像“小皇帝”“小公主”一样，但在他们心里，并不一定承认子女的平等地位和个人选择的自由。正是这些传统思想造就了许多粗暴爸爸。

避免粗暴，要用更智慧的方法对待问题，首先要做到的便是尊重孩子的未成熟状态，尊重孩子选择的权利、犯错误的权利。

宽容型：让孩子在体验中成长

我始终认为“宽容高于惩罚”。

女儿上初三时的一个星期六，说要去庆

贺同学生日，并在那儿吃晚饭。说心里话，我不愿意她晚上出去，可体谅她对友情的珍惜，且已答应人家，不好爽约。所以，我装作平静地同意了，并与她约定晚上8点在地铁站等她。

那是个寒冷的冬天。我准时赶到地铁站，不料，等了1个小时，也不见她的身影。我又担心又气愤。我伸长了脖子，冻僵了身子，心里却火烧火燎。她如果出现，依我之烈性，有可能一脚将其踹出几丈远。

又过了20分钟，女儿终于出现了。隔着好远，就听见她急促的喘息声。显然，她是跑着冲出地铁口的。就在那几秒，我猛然醒悟过来，使劲克制住自己的情绪。

我平静地说："回来了。""对不起老爸，我回来晚了。"女儿一脸愧意，边走边解释。原来，那位同学家又远又不靠车站，女儿去时迟了，人家不让早走，回来时又找不着车站，等车又倒车，折腾下来就害苦了我。

我笑着说："没关系，谁都会碰上特殊情况，回来就行。"我又与她分析，同学过生日选在中午比较好，否则多让人着急呀。大晚上东奔西走也不安全，岂不扫兴？女儿听了连连点头。父女俩感情一下贴近了许多。

感悟：宽容是一种智慧，是一种特殊的爱，是一种胜过惩罚的教育。严父的宽容让孩子更难忘。

其实，孩子犯错常与生活经验不足有关。成年人务必给予理解，做出合理的分析，不宜夸大问题的严重性。孩子犯错后，往往会后悔自责，这正是接受教育的黄金时刻。此时，以宽容之心同其剖析事情原委，孩子可能会字字入心、声声入耳。

♥体贴型：学会表达父爱

孩子需要的是一个能摸得着、看得见的爸爸，一个体贴的爸爸。被誉为20世纪伟大心灵导师和成功学大师的卡内基先生曾在书中深情地回忆自己的父亲：

5岁那年，父亲给我买了只黄毛小哈巴狗，我给它取名"蒂彼"，它是我童年的光明和欢乐。蒂彼一直陪伴了我5年。后来，在一个悲惨的夜晚，它被雷电击死了。我难过极了。父亲没催我吃早点，也没提醒我该上学了，而是默默地拿着一把铁锹，拍拍我的头，让我抱着蒂彼的尸体来到后花园。

父亲默不作声地为蒂彼掘了个墓穴，然后将它的尸体庄重地放在墓穴内。他为墓穴遮了些土后，把铁锹递给我说："我知道你喜欢蒂彼，你亲手给它筑墓，心里也许好过些。"

将蒂彼埋葬后，我心里好受多了，对父亲充满了感激之情，他洞悉我内心的忧伤。我把铁锹扔到地上，紧紧抱住父亲。父亲和蔼地抚摩着我的头说："你能这样做我很高兴。蒂彼爱过你，你为它伤心是很自然的。"

父亲如此体贴我，使我感觉到：他的心是和我的心连在一起的。他关心我，我的喜怒哀乐也是他的喜怒哀乐。

感悟：生活中，有太多父亲不敢表达爱。有些父亲是受限于严父的偏见，往往把父爱隐藏得很深，深到使幼小的孩子无法感知。

有更多父亲不善于表达爱，比如有些父亲习惯以金钱表达爱，以为满足孩子的各种需求，甚至不合理的需求就是爱。这样的父亲，当他年迈体衰或多病时，孩子也会用钱来表达对他的爱，因为父子间已习惯用这种方式交流，来表达爱。

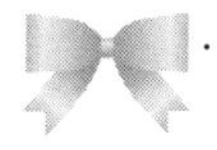

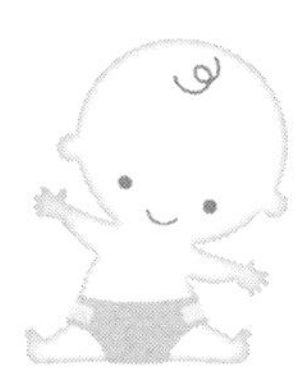

好好和孩子说话

教育孩子绝不是简单地喂饱、穿暖就可以，孩子需要吃饱穿暖，更需要来自父母的爱。与孩子沟通，家长应带着爱与尊重。

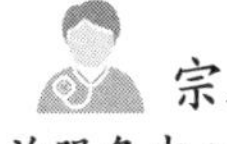
宗春山
北京市青少年法律与心理咨询服务中心主任
崔民彦
中华预防医学会伤害预防与控制分会委员

责骂如刀，字字锥心

孩子总是乱放东西，不好好吃饭，怎么办？下班回家已经很累了，可孩子的作业做得特慢，怎么办？孩子就爱玩电脑，还迷上了游戏，怎么办？

是不是也像全球儿童安全组织“关爱儿童，拒绝语言暴力”座谈会现场有位妈妈回答的那样——心情好时还能跟孩子好好讲道理，说妈妈累了，能不能快把作业做完呢？要是说几遍孩子都不听，恐怕就没好脸了。

知道家长不给好脸，孩子是怎么想的呢？“觉得自己好委屈……很无助……好想快长大。”

坐在地上，和孩子一样高，看着对面一个陌生人用手指着你，严肃地盯着你，你就会知道，当你对孩子发脾气时，他是什么感觉了。

这是我在现场做的一个小实验，短短几分钟，却让一位参与实验的家长流下了眼泪，懊悔“我也这样对过孩子，自己都不忍心了”。

人们常说“好了伤疤忘了痛”，其实并非如此。美国儿科协会2012年8月发布于《儿科》杂志上的最新临床报告发现：虽然未必有瘀伤或骨折，心理虐待可给孩子带来一生的印记，并可导致严重的情绪困扰。

就像纹身一样，刻在孩子身上，一辈子都抹不去。

不理不睬，更伤孩子

那生气忍不住要骂人时背过身去，不理孩子总可以了吧？

不！冷漠其实更伤人。

日本一位心理专家做过类似实验，有三碗米饭，每天对其中一碗说鼓励的话，对另一碗说负面的话，对最后一碗不理睬，一周后发现最后一碗米饭臭得更快。

这个记录在《水知道答案》一书中的实验听起来似乎太玄乎，不那么可信，那来听听实验家长们的感受吧。

“觉得好孤单……好想求求妈妈转过来看看我……我觉得这比骂我还难受。”她们说。

“可我发现，孩子不听话时，讲道理就是不如发脾气管用。”现场，有家长提出了质疑。

如果你手上有个锤子，你看什么都是钉子，都想上去敲两下。快餐式指责是最便捷的处理办法，人都是有惰性的。不要以为你是无计可施了才发脾气，想想，如果那个人不是你的孩子，而是你的父亲，你还会发脾气吗？显然不会，因为你不敢。孩子是弱者，需要关爱和尊重。只要静下来想，有的是办法。

“孩子是洋葱，需要一层层往里剥”，孩子的行为一再不改，一定有背后原因，要找到深层原因，釜底抽薪才能最终解决问题。

时刻觉察，及时道歉

做个不发脾气的家长，好难。真要赶上老板骂、老婆烦、老师告、孩子闹的时候，谁还能有好脸？

“关键是要时刻觉察自己”，比如一些看似平常的词汇“总是”“又”其实都是一种负面的标签，就像两口子吵架听到这种词一下就会起急一样，孩子也会很反感。

一旦对孩子说了不该说的话，事后一定要及时道歉，和孩子好好沟通。

当老师批评孩子，并向家长告状时，家长应该站在孩子这一边。因为很有可能老师的批评只是教育观念不一样所致，并非孩子真的有错。这个时候，既不能一味要求老师像家长一样对待孩子，也不应该一味地要求孩子改变去迎合对方，而应该尝试去和老师有效沟通。站在老师的角度，娓娓而谈，不给老师造成“护犊子”的印象，避免引起老师反感。

如果孩子被老师批评了，又得不到家长的支持，就会有强烈的孤独无助甚至是被遗弃的感觉。

对于孩子来说，家就是他的第二个子宫。只有在子宫里，孩子才是最安全的。实验室的猴子之所以愿意抱着毛巾被，是因为毛巾被最像妈妈的皮肤。父母的爱就应该像毛巾被一样温暖、柔软、包容和接纳。

你可以这样对孩子说

每个家庭的问题不一样，具体技巧要自己找。比如：

家长问：我家孩子吃饭慢，在学校还行，在家一顿饭得吃一小时。

答：那就给她规定吃饭时间。比如告诉她，吃太慢饭菜凉了容易吃坏肚子，咱们就吃半小时。半小时到了，还没吃完，就把碗筷收起来。不要因为担心孩子没吃饱影响身体，她饿了自然会吃，会知道该在规定时间内吃完。

家长问：吃饭前要洗手，我家孩子怎么说都不听，很恼火。

答：如果已告诉孩子饭前洗手的重要性，他还不听，不妨先不管他，大人做好示范，洗完手就吃饭，同时告诉他：你没洗手所以不许吃饭，等你把手洗了再热饭给你吃。

全球儿童安全组织建议，生活中你可以多尝试以下话语：只要今天比昨天进步就好；站在其他同学的角度想想这个问题；孩子，你一点也不笨，有自己的特点；游戏可以玩，但不能沉迷其中；你大胆去尝试一下不是更好吗……

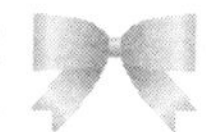

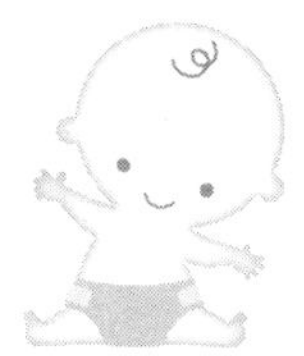

惩罚孩子就是惩罚自己

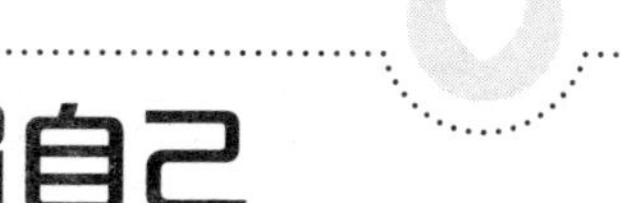

自从你把孩子生下来的那一天，你就在接受孩子对你的惩罚。打孩子，就是在打你自己，打他越重，自己越疼。

对于小学生而言，最重要的事情之一是养成良好的学习习惯。但此时，孩子已经有独立思维，可以和你讨价还价了。他用眼神明示“我不怕你”或用行为表达“你打我也没用”，这时候，怎么才能让他“疼”？需要用心，需要家长做出让步与牺牲。

王　仲
北京协和医院急诊科主任医师

处罚儿子：我成了输家

小学生最大的问题是不完成作业，儿子也这样过。说，没用；打，更没用。于是我采取罚：主动承认没有写完作业，1罚10；家长问的时候承认，1罚20；不承认，被发现了1罚40。本想用周末休息的时间来实现惩罚的，看起来是挺好的设计，结果把我自己给害了。

一次发现儿子有4道算术题没做完，要罚160道题，我想也没想，出了160道连加连减题，准备周末让他做。可不巧周末有朋友相约出去玩，我只能寄希望于周五下午放学后让他接受处罚。这是唯一一次我请假到学校接儿子，他回家一刻不停地做题。

起初是他不急，我也不急；然后是他不急，我急；最后是我们俩都着急。夜里11点了，他还没有做完，他困得眼睛睁不开，脑袋也抬不起来了。我一边叫醒他，一边变相告诉他答案。最后他连拿起笔的力气都没有了。

我端着架子问：“明天你想去玩吗？”“想。”“给你两个选择：第一，明天去姥姥家写作业，不去玩了；第二，原谅你一次，明天去玩，但是，后天回来第一件事就是把作业写完，而且以后不许再不完成作业了。”儿子选了后者，第二天我们去了北戴河。周日回来我先去医院，一个小时后接到儿子的电话，作业写完了。

育儿感言：我很后悔自己出了个“馊主意”，后悔出那么“难”的题，把自己给

“涮”了。

冤枉儿子：我申请体罚

儿子小学四年级的时候，一次我送他上学，无意中看见他书包里面有一个“游戏机”。我问：“你上学带游戏机干什么？”他矢口否认。我又追问，他依旧否认。我对游戏机极其反感，更不能容忍儿子“睁着眼睛说瞎话”，情急之下我给了他一巴掌。儿子哭了，哭着跟我接着解释：“爸爸，我真的没有游戏机。”

我当即把车停到路边，让他把书包打开。结果……我傻眼了，这是不是游戏机，是一个跟游戏机颜色差不多的文具盒。我心里特别不是滋味，送完儿子上学赶紧给妻子打电话：“今天我犯错误了，把儿子给冤枉了。”

晚上回家，儿子好像“不计前嫌”了，或者“忘了”，依然和我有说有笑。儿子越自然，我越不自在。我严肃地对他讲：“去，把鞋拔子拿过来。”鞋拔子是我惩罚他的“法器”。

儿子下意识地问：“爸爸，我又犯什么错误了？”然后突然想起了什么，说：“哦，我知道了，是让我打您吧。”然后高兴地拿来鞋拔子。“您说吧，打几下，轻的还是重的？”这是我的“规范用语”呀，我干脆地回答：“儿子，今天我错了，随你便发落。”“那就轻打三下，量您是初犯。”

育儿感言：有些时候，不惩罚反而能让孩子有所触动。有一次儿子算术考了85分，我估计在全班算是低的了，我没有做出什么反应。过了两天他突然问起这件事：“我们同学问过我这次为啥没挨打。”我愣住了：“我打你，老师能改成100分么？你下次别考那么低了。”

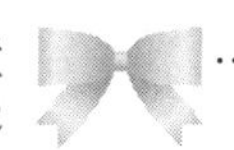

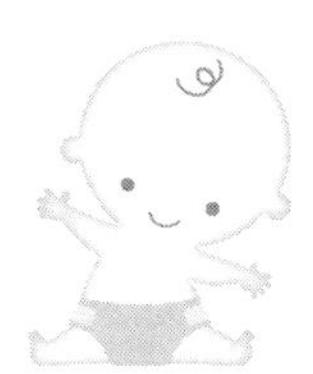

别以“爱”的名义控制宝宝

“爱”与“控制”似乎是毫不相干的两个词，但是，当我们与宝宝相处的时候，这两个词却常常会通过我们的行为被搅和到一起，带给宝宝伤害，影响他的自我成长。那么，我们是怎样通过“爱”来控制宝宝，又该如何避免在无意之中以“爱”的名义来控制并伤害宝宝呢？

林 怡
知名早教专家、育儿专家

香草PK巧克力冰淇淋

吃过晚饭，我出去散步，顺便去超市买点东西。结账的时候，我看到了如下的一幕：一位漂亮的妈妈带着她大约3岁的女儿在买冰淇淋。“你想要哪种冰淇淋呢？”妈妈很温和地问小女孩。“巧克力冰淇淋！”小女孩用期待的眼神看着妈妈。“哦，不，巧克力吃了上火，你要香草冰淇淋吧！香草的好吃。”妈妈试图劝说小女孩买香草冰淇淋。“我就要巧克力冰淇淋！”小女孩坚持。“香草冰淇淋好吃！”“我就要巧克力冰淇淋！”“你会喜欢香草冰淇淋的，香草冰淇淋比巧克力的更好吃！”就这样，母女俩翻来覆去“较量”了好多次。最后，妈妈拗不过小女孩，不甘心地嘟哝着：“你这孩子真犟，说了巧克力上火，你就是不听！香草的多好吃啊！”妈妈一边嘟哝，一边掏钱给小女孩买了巧克力冰淇淋。小女孩虽然如愿以偿地拿到了她想要的巧克力冰淇淋，但是在妈妈的责备声中，她的眼神渐渐地变得有些暗淡，小家伙吃巧克力冰淇淋的快乐明显被大大地打了折扣。

家长控制行为带给宝宝的伤害

家长控制行为带给宝宝的伤害通常会以两种方式体现：

第一种：不敢再相信自己的感受，变得畏缩而自卑。

在家长各种控制行为的影响下，宝宝自己的感受被抛弃到一边。时间长了，他就会对自己的感受产生怀疑，甚至漠视自己的感受。宝宝成人后就会变成畏缩自卑、人云亦云的人。

第二种：认同家长的行为模式，变成一

个控制欲很强的人。

长期处在这种被控制的环境下可能会使宝宝变得比较逆反，不会轻易屈服于家长的控制，导致家长的控制行为一再升级。这类宝宝敢于与家长的行为模式对抗，会变得比较任性，难以管教。

家长控制行为伪装揭秘

实际上，在日常生活中，我们的很多控制行为往往以“爱”的名义来实施，因此，它很容易蒙蔽我们的心灵，导致我们很难意识到这种行为的不恰当之处。

伪装1：我不想让你受伤！

例如，宝宝对放在茶几上的玻璃杯感兴趣，妈妈为避免玻璃杯碎裂而伤到宝宝，可能就会呵斥宝宝，最终强行从宝宝手里抢走玻璃杯。这类行为披着“爱”的美丽衣裳，却残忍地剥夺了宝宝自我发展的权利。

伪装2：一切都是为你好！

例如，到了睡觉时间，宝宝一直在闹腾，家长就可能双目圆睁，怒斥宝宝，甚至给他的小屁股拍上几下，逼迫他早点入睡。毕竟，这是为了让他睡眠充足、有个更健康的体魄呀！这些行为以“爱”的名义操控着宝宝，让宝宝的自我感觉在我们的呵斥甚至体罚中逐渐瓦解。

伪装3：我来帮你！

例如，宝宝非要自己系鞋带，但是他就是系不上，做家长的难免看在眼里、急在心上，于是免不了很迫切地扑过去：“宝宝，你不会系，我来帮你吧！”我们或许根本就不会相信，如此好心的一句话，竟然会在无意识中将宝宝的自我价值感给贬低了。

消除控制行为的交流模式

只要我们尝试通过以下模式跟宝宝交流，控制就会消除：

给宝宝更多探索的空间。

宝宝有着超乎我们想象的潜能，很多我们怀疑他掌握不了的东西，只要他有着强烈的兴趣，他都可以通过自我探索以及模仿他人的行为等途径掌握。同时，宝宝也有自我保护的本能，他做很多事情都能自己把握一个安全的度。因此，一旦他想要去尝试某个事物，在保护他不会受伤的前提下，最好给他尝试的权利。

某些原则可以适当有些弹性。

我们需要给宝宝设定各种各样的规则，但是有些规则不能过于死板。比如睡眠、吃饭、玩耍等，如果宝宝当时根本就不困，或者不饿，或者玩某个东西玩得正十分专注，我们非要按照我们的想法来改变他，效果自然就不会好。不妨给我们的原则稍微加点弹性的成分，给他一个心理准备的时间，然后结束他正在进行的活动。

帮助宝宝要把握一个度。

在帮助他的时候，我们不仅要注意语言表达的方式，不能贬低宝宝的能力，同时行为也要适当有所“收敛”。比如，可以把难度比较大的事情分成很多步骤，很巧妙地将一些比较容易的步骤分配给宝宝来做，让他体验到一种成就感，同时他也会在这样的活动中逐步掌握所有的步骤，变得很能干。

附录：小儿常用食材说明书

谷物、豆类

粳米 是粳稻的种仁，又称大米。性平，味甘。具有健脾养胃、止泻、调理肠胃的功能。常加中药煮粥治疗厌食、消化不良、腹泻、感冒等。

小米 又称粟米。性凉，味甘。具有清虚热、健脾胃的功效。适用于消化不良、病后体虚、呕吐、腹泻等病症的治疗。

小麦 性凉，味甘。具有养心益肾、除烦止渴的作用。适用于婴幼儿虚烦夜惊、心悸、脾虚腹泻等。

玉米 又称苞米。性平，味甘。具有开胃、通便、利水的功效。适用于小儿肾病浮肿、胃纳不佳、便秘等。

薏米 又称苡仁。性凉，味甘。具有利水渗湿、清热止泻、排脓的作用。适用于脚气病、小儿慢性脾虚腹泻、苔腻纳呆等。

芝麻 性平，味甘。具有补血、润肠、养肝肾的作用。适用于小儿各种贫血、便秘、体虚、头晕等。

黄豆 性平，味甘。具有清热、补虚、利尿的作用。适用于小儿面黄肌瘦、便秘、水肿等。

绿豆 性凉，味甘。具有清热解毒、消暑利尿的作用。适用于小儿热疖、暑热症、腮腺炎、各种中毒等。

赤豆 又称赤小豆，性平，味甘酸。具有清热利尿、解毒消肿的作用。适用于小儿急性肾炎水肿、痈疮、缺铁性贫血等。

白扁豆 性平，味甘。具有健脾益胃、消暑化湿的作用。适用于小儿脾虚苔腻腹泻、小儿营养不良、暑热等。

叶菜、根茎菜

菠菜 性凉，味甘。适用于小儿各种贫血、便秘、便血、坏血病、鼻出血等。因为菠菜中含用大量草酸，可与钙结合成不能利用的草酸钙，所以食用前宜先用开水烫一下，可将草酸去除。

苋菜 性凉，味甘。具有清热解毒、补血止血、通小便的作用。适用于咽喉肿痛、菌痢、麻疹未透等。

蓬蒿菜 性平，味辛。含具有健脾利湿、化痰通便的作用。适用于小儿便秘、口臭、多痰等。

枸杞头 性凉，味苦、甘。有清热补虚、养肝明目的作用。适用于小儿热疖、维生素A缺乏性夜盲症。

韭菜 性温，味辛。有补肾健脾、通便的作用。适用于小儿便秘、尿血、腹痛、反胃等。

黄花菜 又称金针菜。性凉，味甘。具有清热解毒、活血利水的功效。适用于小儿智力障碍、夜惊等。

芫荽 又称香菜。性温，味辛。具有芳香健胃、驱风解毒的作用。适用于麻疹未发透、小儿消化不良等。

白菜 性平，味甘。具有养胃通便、利水润肺的作用。适用于小儿肺热咳嗽、口渴、大便干燥等。

卷心菜 又称洋白菜。性平，味甘。具有生肌止痛的作用。适用于小儿胃炎、胃及十二指肠溃疡等。

花菜 性平，味甘。具有解毒功能。适用于小儿脾胃虚弱。

白萝卜 性凉，味辛甘。具有消积化痰、抗菌解毒的作用。适用于小儿咳嗽多痰、腹胀积食。

胡萝卜 性平，味甘。具有健脾补虚的作用。适用于小儿夜盲症、食欲不振、糖尿病。

马铃薯 又称土豆。性平，味甘。具有健脾和胃、益气强体的作用。适用于小儿慢性胃炎、习惯性便秘。

番薯 又称山芋。性平，味甘。具有补胃养血、益气生津、通便的作用。适用于小儿便秘、瘦弱等。

芋头 性平，味甘。适用于小儿淋巴结肿大、热疮等。

山药 性平，味甘。含有糖、钙、磷、黏液质等。具有健脾补肺的作用。用于小儿遗尿、脾虚腹泻、食欲不振等。

莲藕 性寒，味甘。具有清热生津、健脾开胃的作用。适用于小儿尿血、肺热咳嗽、病后体弱、咽干口渴等。

荸荠 又称马蹄。性寒，味甘。具有清热生津、消积化痰的作用。适用于小儿发热烦躁、咽喉疼痛、咳嗽痰多。

竹笋 性寒，味甘。具有清热、消痰、通便的作用。适用于小儿气管炎痰多、大便秘结等。

芦笋 性寒，味甘。具有抗疲劳、利尿等作用。适用于小儿体弱、浮肿尿少。

洋葱 性温，味甘平。具有润肠、杀菌、利尿等作用。适用于小儿腹泻、肾炎浮肿等。

菇类、菌类

木耳 性寒，味甘。具有强身益气、润肺补脑的作用。适用于小儿久咳、便秘、智力障碍等。

银耳 又称白木耳。性平，味甘。具有滋阴润肺、补肾健脑的作用。适用于小儿肺虚咳嗽、口渴便秘等。

蘑菇 性凉，味平。具有补益肠胃、益气健体的作用。适用于小儿肝炎、肿瘤、麻疹、白细胞减少等。

香菇 性平，味甘。具有益气养胃的作用。适用于小儿麻疹、佝偻病、缺铁性贫血等。

草菇 性寒，味甘。具有消暑清热的作用。适用于小儿暑热症、先天性心脏病等。

水果、干果类

香蕉 性寒，味甘。具有润肺通便、止烦渴的作用。适用于小儿便秘、久咳等。

苹果 性凉，味甘。有补心益气、生津止咳、调和脾胃的作用。苹果有双相调节作用，治生长发育不良等。

葡萄 性寒，味甘。具有益气健脾的作用。适用于小儿贫血、体弱多病、血小板减少等。

梨 性寒，味甘。具有化痰止咳、润肺通便的作用。适用于小儿肺热咳嗽、痰多、便秘、眼红肿疼痛等。

橘子 性微温，味甘酸。具有开胃利气。润肺止咳的作用。适用于小儿咳嗽多痰。

柑子 性平，味甘酸。具有生津、止渴利尿作用。适用于小儿病后口渴、咳嗽多痰等。

柚子 性寒，味甘酸。具有健胃消食、利咽消炎的作用。适用于小儿食积、咽喉痒痛等。

菠萝 性平，味甘。具有清热解暑、消食止泻的作用。适用于小儿中暑、咽喉肿痛、消化不良等。

西瓜 性寒，味甘。具有清热解暑、止渴利尿的作用。适用于小儿暑热、小便不利等。

柿子 性凉，味甘涩。适用于小儿慢性气管炎、腹泻等。不能空腹食用柿子，否则会形成胃结石。

樱桃 性温，味甘。具有益气补虚、透疹的作用。适用于麻疹、风湿性关节炎等。

枇杷 性平，味甘。具有润肺止咳、和胃降逆的作用。适用于小儿肺热咳嗽、胃热口干、呕吐等。

甘蔗 性凉，味甘。具有滋阴润燥、和胃止呕、清热解毒的作用。适用于小儿发热后口干舌燥、呕吐等。

猕猴桃 性凉，味甘酸。具有健胃消食、清热利水的作用。适用于小儿消化不良、黄疸、热病后口干等。

草莓 性平，味甘酸。具有生津止渴、开胃的功效。适用于小儿食欲减退等，若有多动症，则不宜食用。

芒果 性平，味甘。具有养胃止吐、生津止渴、止咳化痰的作用。适用于小儿呕吐厌食、咽炎等。

无花果 性平，味甘。具有清热润肠、健脾开胃的作用。适用于小儿肺热咳嗽、便秘纳呆。

罗汉果 性凉，味甘。适用于小儿支气管炎、肠燥便秘。

桑葚 性寒，味甘。具有养肝肾、补气血的作用。适用于小儿贫血、大便干燥等。

荔枝 性温，味甘酸。具有补气健脾、养血益肝的作用。适用于小儿脾虚久泻、贫血等。小儿不能多食，有阴虚内热者也要忌食。

龙眼 性温，味甘。具有补益心肾、养血安神的作用。适用于小儿智力障碍、脾胃虚、食欲减退、贫血等。苔腻、内热的小儿不宜食用。

红枣 性温，味甘。具有补益脾胃、养血安神、抗过敏的作用。适用于小儿贫血、夜寐不安、神疲乏力、哮喘、过敏性鼻炎、健脑益智等。

山楂 性温，味甘酸。具有活血化瘀、消食健胃的作用。适用于小儿食积、伤食腹泻等。

板栗 性温，味甘。具有健脾益气、补肾强筋的作用。适用于小儿腿弱乏力、脾虚腹泻等。小儿不能多食，否则易消化不良。

白果 性平，味甘涩。具有敛肺平喘的作用。适用于小儿哮喘、遗尿等。白果有毒，小儿不宜生食或多食。

核桃 又称胡桃。性温，味甘。具有补肺肾，润肠通便的作用。适用于小儿智力低下，健脑益智，大便干结，哮喘等。

莲子 性平，味甘涩。具有健脾止泻、补肾安神的作用。适用于小儿腹泻、夜寐不安等。

花生 性平，味甘。具有滋养健身、润肺化痰等作用。适用于小儿营养不良、大便干燥、咳嗽痰喘等。

松子 性微温，味甘。具有润肺止咳、养阴润肠的作用。适用于小儿干咳、大便秘结。

畜类食品

猪肉 性平，味甘咸。具有滋阴润燥的作用。适用于小儿瘦弱、便秘等。

猪肝 性温，味甘苦。有养血明目的作用。适用于小儿贫血、夜盲症等。

猪肺 性平，味甘。具有补肺的作用。适用于小儿肺虚咳嗽。

猪血 性平，味咸。具有补血健胃的作用。适用于小儿贫血、病后体虚。

猪脑 性寒，味甘。具有补脑的作用。适用于小儿智力障碍、脑振荡后遗症。

牛肉 性温，味甘。具有益气、养脾胃、强筋骨的作用。适用于小儿体弱、行走迟等。

牛乳 性平，味甘。具有补虚、益肺、健脾胃的作用。适用于婴幼儿喂养、体弱多病、营养不良等。

羊肉 性温，味甘。具有补气养血、暖肾的作用。适用于怕冷体虚的小儿。

羊肝 性温，味甘。具有补肝养血的作用。适用于小儿弱视、贫血等。

羊乳 性温，味甘。具有补虚寒、健脾胃的作用。适用于体弱小儿及对牛乳过敏的小儿。

兔肉 性凉，味甘。具有益气、凉血解毒的作用。适用于小儿消瘦、呕吐、便血等。

禽蛋类食品

鸡肉 性温，味甘。具有补气血、益脾胃的作用。适用于体虚小儿、浮肿、大便溏薄等。

鸡血 性平，味咸。具有活血补血的作用。适有于小儿贫血等。

鸡蛋 性平，味甘。适用于病后虚弱、营养不良等。

鸭肉 性微寒，味甘咸。具有滋阴补虚的作用。适用于小儿肺结核、盗汗等。

鸭蛋 性凉，味甘。具有滋阴清肺的作用。适用于小儿干咳、咽干等。

鹅肉 性平，味甘。具有补气除湿的作用。适用于体虚小儿。

鹌鹑蛋 性平，味甘。具有补气养血、强身健脑的作用。适用于小儿贫血、营养不良等。

水产、鱼类

鲤鱼 性寒，味甘。具有利水消肿的作用。适用于小儿肾炎水肿、黄疸等。

鲫鱼 性平，味甘。具有健脾利水的作用。适用于小儿消化不良、各种水肿等。

草鱼 性温，味甘。具有健脾、暖胃、解毒的作用。适用于小儿胃窦炎等。

青鱼 性平，味甘。具有补气化湿、养胃健脾的作用。适用于体虚小儿。

鲢鱼 性温，味甘。具有温胃益气、利水的作用。适用于小儿水肿、胃窦炎等。

鲈鱼 性平，味甘。具有健脾利水、益肾的作用。适用于小儿疳积、脾虚水肿等。

黑鱼 性寒，味甘。具有健脾利水的作用。适用于小儿营养不良性水肿、慢性肾炎水肿。

银鱼 性平，味甘。具有健胃润肺的作用。适用于小儿食欲不振、肺热咳嗽。

刀鱼 性平，味甘。适用于小儿反复呼吸道感染、智力低下等。

黄鱼 性温，味甘。具有健脾开胃的作用。适用于小儿脾虚少食、消化不良。

带鱼 性温，味甘。适用于小儿食欲不振、营养不良等。

黄鳝 性温，味甘。具有补虚损、强筋骨的作用。适用于小儿体弱。

泥鳅 性平，味甘。适用于小儿肝炎、脱肛等。

甲鱼 性平，味甘。具有滋阴散结等作用。适用于小儿阴虚发热、脱肛等。

蟹 性寒，味咸。具有清热解毒、养筋益气的作用。适用于小儿湿疹、外伤等。

虾 性温，味甘咸。具有补肾强骨的作用。适用于小儿脾虚少食。

海参 性温，味咸。具有补肾养血的作用。适用于小儿遗尿、消瘦乏力、便秘等。

淡菜 性温，味咸。具有滋养肝肾、养血等作用。适用于小儿盗汗、消瘦等。

牡蛎 性平，味甘咸。有补虚健脑的作用。可促进小儿智力发育、改善小儿体虚等。